中医其实很简单

——小薄荷中医讲记

汪晓娜　编著

北方联合出版传媒（集团）股份有限公司
辽宁科学技术出版社

图书在版编目（CIP）数据

中医其实很简单：小薄荷中医讲记 / 汪晓娜编著.

沈阳：辽宁科学技术出版社，2024.10. -- ISBN 978-7
-5591-3642-8

Ⅰ. R2

中国国家版本馆CIP数据核字第20241J5G24号

出版发行：辽宁科学技术出版社
　　　　　（地址：沈阳市和平区十一纬路25号　邮编：110003）
印　刷　者：辽宁新华印务有限公司
经　销　者：各地新华书店
幅面尺寸：145mm×210mm
印　　张：8.25
字　　数：220千字
出版时间：2024年10月第1版
印刷时间：2024年10月第1次印刷
责任编辑：郑　红　邓文君
封面设计：刘　彬
责任校对：栗　勇

书　　号：ISBN 978-7-5591-3642-8
定　　价：68.00元

联系电话：024-23284526　18240004880
邮购热线：024-23284502
邮箱：29322087@qq.com

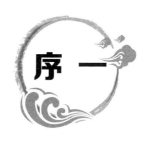

序 一

拿到女儿晓娜的新书书稿，非常欣慰。

我从小跟随懂中医的长辈，耳濡目染，一直对中医很感兴趣，但受制于那个特殊年代的特殊认知，我的父母家人并不支持我学医。一直到我 18 岁，家里实在拗不过我，终于允许我开始读医书，长辈也才开始手把手地带我号脉、抓药、抄方。回想起来，那已经是 40 多年前的事情了。而我正式行医，也已有 30 多年的时光了。

从开始学医那天开始，我就明白，对于中医来说，除了扎实的基本功，还要有灵活的思路和胆大心细。在多年的行医生涯中，作为一个在内蒙古行医的满族人，我大着胆子开始探索，把祖传的有满族特色的中医和与蒙古族传统中医沟通学到的蒙医的技术，以及我自己研读古籍的经验尝试着融合和应用，取得了很好的效果，甚至有很多疑难杂症也能屡见奇效。我治疗过 80 岁老者长达 1 个月的便秘，也治疗过腹水严重辗转治疗多家医院无效者，甚至有很多被糖尿病困扰多年的患者，在服药一段时间后身体恢复了健康。这让我更坚定了对中医，对我们祖国传统文化的信心。

除了坚持传统，我认为中医也是一门与时俱进的学科。当年我父亲行医的时候，产后病的发病率相对偏高，而现在随着人们对于生育和女性的重视，产后病的发病率呈现明显下降的趋势，相反现在像多囊卵巢综合征、不孕不育症、胎停育、生化妊娠等疾病的发病率逐渐上升。每一个时代都有每一个时代的人群特征，当我尝试把自己对中医的理解用到一些当代疾病的治疗与调理，如小儿过敏性紫癜、成人亚健康、中医预防保健、内科常见病与多发病等，也取得了很好的疗效。让我更惊叹于传统文化的神奇，也更感受到中医在新时代下创造性转化和创新性发展的重要意义。

晓娜作为我们中医世家的传人，自幼便生活在充满中医氛围的家庭当中，她从小就看着我给患者问诊、切脉、辨证开药，再到患者反馈治疗效果，在她的心中埋下了对中医热爱的种子。她高考填报的 3 个志愿全是中医专业，当时我提醒她"学习中医是很辛苦的一个过程"，但她仍然坚定自己的选择，从本科，到硕士，到成为北京三甲医院的主治医师。一路走来，她一直坚持努力精进医术。无数个夜晚，她在忙碌了一天之后，还要与我视频连线 2~3 小时来复盘当天的医案，从交流中"套取"我的经验和心法。尽管能感受到她的艰苦和忙碌，但我能看到她的信心和坚定，也看到了她成长为优秀中医的必然。

当然，晓娜还是超出了我的预期，在学习家传中医和学院中医专业之余，她也借助在首都北京的便利条件，积极拜访更多优秀的医生和学者，并尝试把自己多方面所学进行融会贯通。经常有些分析让我这个行医 30 多年的老大夫都感觉眼界大开，受益匪浅，感慨长江后浪推前浪。除了医术以外，她传承中医的情怀也超出了我的预期，这本书的写作就是结晶。

在写这本书之前，晓娜曾向我请教一些临床感悟，作为医生的我能感受到很多人对于中医的热情，不但希望明白自己疾病的原理，也希望能学习中医知识为身边的人保驾护航，但苦于已经从事其他行业很多年，不具备系统学习中医的条件，只能作罢。于是当晓娜提出想要写一本中医科普作品的时候，我非常支持。在创作过程中我也提了一些建议，她也按自己的理解作了自己的取舍，最终呈现出这样一本作品。

拿到新书，欣喜之余立即阅读。全书紧紧围绕中医基础理论的相关内容，语言通俗易懂却又不失中医理论的本意，幽默且贴近生活，增添了趣味性和可读性，这本书一定会成为传播中医文化事业的优秀作品。

作为父亲，祝贺我的女儿。作为父亲，也希望有更多的朋友支持我的女儿。作为父亲，祝福我的女儿。

是为序。

作者父亲　汪海鹏

2024 年 4 月

（汪海鹏，内蒙古多伦县人，满族，中医世家传人，执业医师。18 岁正式开始传承家族医学，20 世纪 80 年代正式执业行医，至今已 30 余年。他把少数民族医学与传统中医典籍相结合，擅长运用中医诊疗各类常见病、多发病，尤其在中医妇科领域建树颇深，另外对于内科疾病中的疑难杂症也具有很好的疗效，在患者和行业中有一定的专业影响力。）

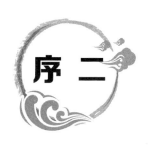

序　二

　　拿到晓娜的新书，我非常欣慰，受邀作序，我很愿意说一下我的想法，也很愿意把这本书推荐给更多的人。

　　认识晓娜已经有多年的时间，在这些年的交往中，晓娜的谦虚好学和尊师重道给了我非常深刻的印象，我也见证了她一步步的成长。2022 年 9 月，为促进首都妇幼健康领域中医名医学术经验推广，我在北京顺义成立了"程玲名医传承工作室"，晓娜也正式拜在我的门下，到现在已经有快 3 年了。

　　我一直认为，作为新时代的中医医生，做好自己治病救人的本职工作，这自然是第一位的。而在长期的中医临床工作中，我发现大众对于中医有强烈的热爱和好奇，也存在着一定的误解和"想当然"。我认为能给大众做好中医科普也是当代中医的责任之一。现在看到晓娜能在中医科普这件事情上迈出新的一步，我很欣慰。

　　我认为要想做好中医科普，需要做到以下几点：首先是要通俗易懂，要能把晦涩的医学知识和较难阅读的古代典籍转化成普通人能够读懂的内容，这里面需要大量的"转化"工作，尤其是对于作者来说，要能跟读者换位思考，避免自以为是；其次，科普的内容要保证其准确性，避免对大众的误导，毕竟科普是为了让大家了解中医，而不是把所有读者都培训成自己看病的医生。当然，如果中医科普能带一点趣味性就更是锦上添花了。

拿到晓娜这本新书，把自己代入中医爱好者的角色当中，通读全书之后，我发现，晓娜基本做到了我上面说的几个要点。书中随处可见非常贴近生活的例子，许多比喻也活灵活现，通俗易懂；全书内容紧扣中医基础理论，有很强的"基本功"。从表达方式上讲，全书也用了很多幽默的语言，非常鲜活。即使站在资深中医的角度，也觉得这本书颇有受益之处，真的有"深者不觉其浅，浅者不觉其深"的感觉，相信无论当下处于何种水平的读者，都能从中受益。

最后还是恭喜晓娜新书完成，也祝愿每一位读到这本书的人，都能从中汲取到养分，体会到传统文化的魅力。也祝愿晓娜在中医的道路上越走越好。人生路漫漫，是道阻且长，但一定有一份美好"宛在水中央"。

是为序。

中国中医科学院望京医院主任医师　程玲

2024 年 5 月

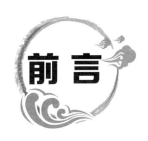

前言

中医源远流长，它产生于原始社会，而早在春秋战国时期，就形成了成熟的中医理论，距今已经接近几千年。而《黄帝内经》的出现，奠定了中医理论的基础，建立了"阴阳五行""藏象""经络""病因""病机"等多种学说。

中医理论是历代医家经过长期的临床实践，在唯物论和辩证法的指导下形成的。从远古社会开始，就对先民们的健康发挥着巨大作用。

中医理论有两个基本特点：一个是整体观念，一个是辨证施治。

中医认为，人体是一个有机的整体。人体的各个部分并不是各自独立的，而是在生理上相互联系、相互支持、相互制约，在病理上又相互影响的。这种独特的观念，使得中医在治疗疾病的时候，有着极为广阔的视野和非常独特的方法。日常生活中，人们所熟知的"小宇宙"这个词语，就体现了中医理论之中的整体观念。这也说明，中医虽然博大精深，似乎离人民群众的生活很远，但事实上则是，中医的不少观念，已经深深地渗透到人们的生活之中。

而辨证施治，则是中医认识和治疗疾病的基本原则。证，在中医理论里是一个很独特的概念，它比症状更能全面、深刻和正确地揭示出疾病的本质。证，是在疾病发展的过程中，对某一阶段的病理变化的本质的反映。辨证，就是认识证的过程。中医独特的地方之一，就是在临床上不过多专注"病"的异同，而是更专注于"证"的区别。如此一来，通过辨证，能对疾病有更进一步的认识。例如，感冒是一种常见疾病，但是，虽然都叫作感冒，但证型有着很大区别，例如有风热、风寒、暑湿等多种类型。而中医进行辨证后，能更有针对性地对不同证型的感冒进行治疗。同时，中医还认为，同一疾病在发展过程中，会展现出不同的证型；而不同的疾病在发展过程中，又可能出现相同的证型。因此，在临床上，会采取"同病异治"或"异病同治"等方法。生活中人们非常熟悉的"头痛医脚，脚痛医头"，体现的就是中医辨证施治的原则。

可以说，中医自诞生之日起，就体现出了它的独特性，以及卓绝的智慧。

不仅如此，中医理论之中还蕴藏着中国传统的哲学观点，例如阴阳五行、天人合一等。这使得它不仅是一项治疗疾病的"技术"，而且上升到了文化的高度。这使得中医拥有了中华民族传统文化深沉厚重的质感，从而形成了中医文化。很早就有类似的说法：一位好的中医，本身就是一位哲学家。

是的，中医文化早已成为中国传统文化的一部分，融入中华民族的血脉之中。这一特点，在世界文化史上都属于独树一帜。了解中医理论，不仅是为了治疗疾病那么简单了。了解中医理论，同时也是了解中国传统文化。这也是为什么说中医博大精深的原因之一。

了解了中医理论，不仅可以学到对疾病的认识和治疗方面的技术，还可以从中感受中华文化，感悟中国智慧。无论儒家的天人合一、以人为本等思想，还是道家的对立统一、清静无为等理念，抑或佛家的众生平等、慈悲为怀等观点，都可以在中医之中找到。例如，天人合一造就了中医的整体理念；对立统一让中医吸纳了阴阳五行的理论；慈悲为怀让中医的医者更加崇尚医德的高尚，更加富有社会责任感，更加有悬壶济世的宽广胸怀。这更加说明，中医不仅是一门治疗疾病的技术，它还蕴含着深厚的哲学智慧和崇高的人生追求。

　　是的，中医，作为中国传统文化的重要组成部分，已经成为中华民族的一个独特的标签。而就在中华民族走向伟大复兴的今天，国家越来越重视中医的发展，例如在 2023 年 2 月 28 日，国务院办公厅印发了《国务院办公厅关于印发中医药振兴发展重大工程实施方案的通知》。国家甚至将中医逐渐纳入教育领域。例如，早在 2017 年，国家就出版了中医药小学读本。一些地区，已经将中医药纳入了小学课本的范畴，并开设了中医课。

　　在这种背景下，越来越多的人自然对中医产生了兴趣。有的希望通过学习中医理论知识，能够对一些疾病有更深的认识；有的希望通过了解中医，来指导自己的日常生活和养生；也有的希望通过阅读一些中医类图书，来丰富自己的知识，从另一个角度感受中华传统文化……

　　但是，中医本身博大精深，想要打开认识中医的大门，学习中医的基础理论是必由之路。因此，笔者写就了本书。希望通过普及中医基础知识，让众多对中医感兴趣的读者对中医有一个基本的认知。

本书共分八章，从中医的哲学基础、藏象、经络、病因、病机等八个方面，对中医基础理论知识进行了梳理和通俗讲解。希望通过阅读本书，广大读者能够有所收获。

不过，不得不再次强调，中医本身博大精深，因此，本书的内容难免有所纰漏，欢迎读者朋友批评指正。

汪晓娜

2024 年 3 月

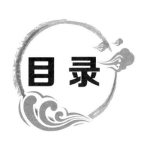

目 录

第一章　中医的哲学基础

第二章　藏　象

第三章 气血精津液

第四章 经络

第五章 体质

第六章　病　因

第七章 发病

第八章 病机

第一章 中医的哲学基础

中国古代哲学思想浩瀚而发达，在人类发展史上，曾经长期代表着文化的发展与科技的进步，其中以精气学说、阴阳学说和五行学说为代表。而这些哲学思想，在中国古代社会影响深远，自然也渗透到了中医的理论体系，产生了巨大影响。

第一节 阴阳的概念

中医最基础的哲学概念之一，就是阴阳。

在传统文化之中，阴与阳的含义其实非常广泛。概而言之，阳，指代的是运动的、外向的、上升的、温暖的、明亮的……；阴，则指代的是静止的、内向的、下降的、寒冷的、晦暗的……

阴阳可以概括宇宙之中的万事万物，有的事物是阴的，有的事物是阳的。具体到人的身体，中医认为人体是一个"小宇宙"，因此，自然也是有阴有阳。

平时哪怕不去看病，人们也会经常听到一些关于中医之中阴阳的说法。例如，"这个人的体质是阴虚""那个人的体质是阳虚"等。而在形容某些现象的时候，人们也惯常用诸如"阴盛阳衰""阳盛阴衰"之类的词语。

而为人所熟知的"五脏六腑"这个词语之中，五脏指的是肝、心、脾、肺、肾，六腑指胃、胆、大肠、小肠、膀胱和三焦。这里有一个特点蕴含其中，即：六腑是空的，里面是有空间的；相对地，五脏是实的，里面不是空的，而是有东西的。这里的"空"，指空虚，有空间；"实"，指实心，没空间。而按照阴阳理论，阴指的是空虚的，阳指的是实在的。因此，五脏六腑之中，五脏属阳，六腑属阴。

还是跟人体有关，例如人的前额和后脑勺。前额属阳，后脑勺属阴。因为按照方位去看，前方为阳，后方为阴，因为前者是面对太阳，后者则是背对太阳。

而人们经常听到类似的话："我都饿得前胸贴后背了。"是的，按照人体来说，前胸和后背算是一组对应的部位。但，也不全是，其他称法也有。例如"腹背受敌"这个成语，也为人们所熟知。在这里，腹部和背部，也属于一组相对应的部位。而按照阴阳理论，在后面的背部为阳，在前面的腹部反而为阴。因为据科学研究成果，人类是四肢着地行走的，状态可以参照灵长类动物如猩猩等的行走方式。在这种情况下，背部是面对太阳的，腹部则朝向地面，背对太阳。因此，人体的背部为阳，腹部为阴。

仍旧跟人体有关。众所周知，很多事物是分表里的，人体也是如此。那么，如果按照阴阳理论，哪个为阴，哪个为阳？这就很明显了，以面对太阳与否为标准，表为阳，里为阴。以此类推，白天和黑夜，男性和女性，水与火，天与地……哪个为阴，哪个为阳，就不用赘述了。

但是，有一点值得注意，那就是上述阴与阳的关系，并不是固定死的，这样容易让人犯教条主义错误，令人对于阴阳的认知，出现僵化的现象。实际上，阴与阳是相对而言的。诚然，女性相对于男性来说，为阴，但是，如果同样是女性，例如女运动员，练举重的和练艺术体操的，难道都为阴吗？肯定不是。实际上，在这种情况下，女举重运动员为阳，女艺术体操运动员为阴，因为根据体育项目的特点，举重属于阳刚，艺术体操属于阴柔。

同样的道理，前文提到的五脏和六腑，前者为阳，后者为阴。但是，具体到五脏和六腑内部，肝、心、脾、肺、肾相互之间都为阳吗？胃、胆、大肠、小肠、膀胱、三焦相互之间都为阴吗？自然也不是，以五脏内部为例，相互之间，心、肺为阳，肝、脾、肾为阴。这是由人体的解剖结构决定的。心和肺在膈肌以上，在上焦；肝、脾、肾在膈肌，在中焦和下焦。上述阴阳之辨的结果就是这么来的。

因此，阴与阳不是一成不变的，它们会随着条件的变化而变化，随着标准的不同而不同。也就是说，阴与阳的关系，是一种相对性和统一性的关系。这在太极图中有非常好的体现。太极图，又叫阴阳鱼图。它本身就体现了很多阴阳的基本原理。阴阳鱼，一黑一白，同时，白中有黑，黑中有白。阴阳鱼的这种特点，就是典型的"你中有我，我中有你"，很好地诠释了什么叫作对立统一。

当然，所谓对立统一，只是简单的概说。如果具体一些，那么，一般而言，阴与阳之间的关系，一共有四种，分别是对立制约、互根互用、消长平衡、相互转化。

第一，阴与阳之间的对立制约的关系。

首先，所谓对立，并不是人们惯常认为的"势不两立"，也不是网络上的流行语形容的"死磕到底"。这里的对立，说的是它们在性质上是相反的，例如寒冷与炎热、白天与黑夜、运动与静止等。

那么，制约又是什么意思呢？从字面意义上看，制约就是双方之间互相起到克制的作用，从而使得其中一方不至于太过旺盛。

第二，阴与阳之间的互根互用的关系。

所谓"互根"，说的就是相互依存；"互用"，指相互滋生、促进和助长。举个例子，前文提到过，白天属阳，夜晚属阴。一般而言，人们都是在白天工作，在这种情况下，无论大脑还是身体，都处在紧张的状态；而在夜晚，人们则会休息，如此一来，身体和精神都是放松的状态。如果人们晚上没睡好，白天就会无精打采，思考速度减慢等。没睡好，就是阴不足，就是阴的根坏了，所以阳（白天）的状态也就会不好。这就是阴为阳之根——没休息好，伤了阴之后，阳气也就不足了。

反之，如果白天专注地处理工作，下班之后，选择一项体育运动锻炼一下身体，晚上的睡眠质量就会很好。为什么白天不光紧张地工作，之后还要运动，偏偏晚上会睡得好？因为阳为阴之根，有了充分运动这个阳，睡眠这个阴就好了。反而是惯于懒散，网络形容为很"宅"的人，偏偏晚上不太容易入睡。

以上这种白天和黑夜行为的关系，就是典型的阴阳互根互用。

第三，阴与阳之间的消长平衡的关系。

消，是减退的意思；长，则是增加的意思。

例如，阴与阳之间的消长平衡，跟每个人息息相关，而最让人感同身受的，就是气候的变化。从冬天到春天，气候由冷转热，这就是阴消而阳长；而从夏天到冬天，气候由热转冷，这就是阳消而阴长。而这种阴阳变化，如果把它拉到一年的时间里去看，就会发现，整体上这就是一种阴与阳的平衡。这就是消长平衡的关系。

最后，何为阴阳的相互转化。

阴阳的相互转化，其实强调的是阴与阳并不是绝对的，在特殊情况下，会发生阴和阳的变化。例如一个人非常开朗，但是经过一次大的变故之后，有可能就此得抑郁症。事物在极端或特殊的情况下，是有可能走向它的反面的。这也就是人们常说的"物极必反"。而人们很熟悉的说法，诸如"夏至一阴生""冬至一阳生"，说的也是当夏天或者冬天到了极点的时候，也就是反面的事物萌发的时候。这就是阴阳的相互转化。

至此，阴与阳的四种关系，逐个梳理完成。而这四种关系的综合体现，可以用一个例子进行说明。

例如，一个员工和他的老板，二者的关系是对立制约的：员工往往想少做工作多拿工资，老板则想让员工多做工作少拿工资，这就是一种对立；老板管理员工的同时，担心员工不好好完成工作；员工拿老板开的工资，同时又担心在工资方面老板不靠谱，这就是一种制约。

那么，员工和老板之间的关系，为什么又是互根互用的呢？因为有了员工，老板才是老板，因为有了员工，老板才算是真正的管理者；而员工因为有了老板的管理，才能更好地开展工作，而有了工作成果，最终才能收获薪水或者利润。

消长平衡的关系也是一样。老板强了，员工就弱；老板弱了，员工就强。如果把中国古代每个朝代都看作是公司，那么，皇帝强势，臣子就弱；皇帝弱势，就会有权臣出现把控朝纲。现实之中的工作单位也是如此。当然，最好的状态，不是谁强谁弱，而是要达到一种合适的平衡，这才是好的状态，也才是老板和员工双赢的最好模式。

最后，员工与老板之间的相互转化就更容易理解了。员工能力强的，可以积累经验之后，进行创业做老板；老板也有可能投资失败，转而去某个公司去上班，做员工。

以上的例子，把阴与阳的四种关系全部囊括了进去。

当然，需要注意的是，不是任何一种阴阳关系，都能够像上面的例子一样，同时体现这四种关系，因此，切记不要刻意地去生搬硬套。

第二节　五行的概念

和阴阳一样，五行也是中医最重要的思想之一，贯穿整个中医体系。可以说，不管中医哪个流派，都有非常明确的五行的思路和理论。

一提到五行，很多人往往第一反应就是"金、木、水、火、土"。而实际上，"五"和"行"，各有自己的意义。五，指的是为人所熟知的金、木、水、火、土，一共是五种；行，则指的是金木水火土之间的变化。

按照西方哲学史，泰勒斯是西方哲学的起源人物。他提出过一个问题——世界的本原是什么？从泰勒斯开始，西方哲学有很多说法，例如，有的认为世界的本原是水，有的认为是"逻格斯"，有的认为是气，有的认为是数等。其中还有一种说法，被称为"四元素说"。这种观点认为，世界是由土、气、水、火四种元素按照不同比例组合而成的。同样，中国思想史上也有与之类似的说法，那就是五行学说。

最早记载五行的书，是夏朝传下来的《尚书》中的《洪范》，里面有这样的内容："木为曲直，火为炎上，金为从革，水为润下，土爱稼穑。"这在最初是对自然现象和事物性质的归纳整理。

到春秋战国的时候，诸子百家中的"阴阳家"，把五行的相生相克衍生了出来，这种生克关系能够模拟比较复杂的关系，同时符合中国古人对自然和社会的认知，于是五行文化逐渐对中国文化产生了极为深远的影响。

如前文所述，一提起五行，很多人习惯性地会说出"金、木、水、火、土"五个字，其实，如果按照五行之间的生克关系，这五个字需要调整一下次序。例如，如果是顺次相生的话，那就是"金、水、木、火、土"，或者"木、火、土、金、水"，前一个元素"生"后一个元素。

而相克的关系，则是隔着一个元素，以"金、水、木、火、土"为例，金生水，同时，隔一个元素，金克木，以此类推，最终形成一个闭环。总体而言，五行相生的关系是：木生火，火生土，土生金，金生水，水生木；五行相克的关系是：木克土，土克水，水克火，火克金，金克木。

生克的关系，从比较形象和容易理解的角度，可以以下为例。

相生关系：木头能生火做饭，所以木生火；火烧完了就是灰尘和尘土，所以是火生土；金属矿石都是从山土中开掘出来的，所以土生金；金属熔化成为液体，所以金生水；树木要有水才能长大，所以水生木。

关于金生水，另一种说法是，秋天的时候会看到金属上结了露水，认为水是由金属中"生"出来的，这也可以作为辅助去理解。

相克关系：木头能在泥巴上雕花，所以木克土；水来土掩，所以土克水；水能灭火，所以水克火；火能熔化金属，所以火克金；金属斧锯能砍树，所以金克木。

关于火克金，有人会说，不是说"真金不怕火炼"吗？从这一点出发，需要说明的是，这里说的金不是黄金，而是金属，甚至是"金气"或"金性"，火克金是这两种属性的关系，不是实物之间的关系，何况黄金达到熔点也一样会熔化。

需要注意的是，以上这些思路只是为了方便理解和记忆。在实际运用过程中，不要按五种实物来理解五行，而是要将之理解为五种"气"和"性"。

了解了五行，以及它们相互之间的生克关系，那么，接下来，五行在中医中又是怎样应用的？

首先，五行可以用于说明五脏的相互关系。五脏与五行是严格对应的。那么，顺理成章的，五行之间的生克关系，也就是五脏之间的生克关系。

也就是五脏当中仍然可以很好地体现五行的相生相克的关系。

在中医中，五官、五脏、六腑、人的情绪等，其实都是与五行相关的。而用得最多也是最成体系的，就是五脏与五行的对应。

肝属木，心属火，脾属土，肺属金，肾属水。这是《黄帝内经》上明确的中医学的理论建构。那么，按照五行的生克关系，就可以明白很多道理。

例如，相生关系可以导致疾病，在中医里这叫"母病及子"或"子病犯母"。

母病及子，就是"生"的一方出现问题，连带着被"生"的一方也出了问题。比如金生水，水本来应该由金来生，但此刻金衰弱了，营养给不到水，这样一来金和水就都出问题了。在中医里，例如肺属金，肾属水，如果肺阴不足，那么，连带着就会影响到肾阴，最后导致肺肾两虚。

而子病犯母，则是说被"生"的那一方出了问题，连带着主"生"的一方也出了问题。比如木生火，但如果火特别旺，这个时候就会把木烧坏。在中医里，肝属木，心属火，如果心经有火而且过大，这种过大的火会传给肝经，最终导致心肝火旺，这个时候人就会心烦易怒。

说完相生关系，再来看一下相克关系。在五行之中，所谓相克，有两种克制的关系。为了便于理解，举个形象一些的例子。看《三国演义》，藤甲兵是专门克制弓箭兵的，这就是克制。藤甲兵是主克的一方，弓箭兵则是被克的一方。而人体里面，这种克制其实是一种均衡的状态。这就像两方打仗，甲方有弓箭兵，乙方有藤甲兵，我不打你，你也不打我，这就是一种稳定和均衡的状态。

而如果主克的那一方增加力量了，比如乙方又增加了几万藤甲兵，力量明显变大了，甲方的弓箭兵就退走了。这种超过均衡力量的克制，在五行之中，叫作"相乘"。

那么，如果被克的一方增加了力量，比如甲方的弓箭兵装备上了火箭，这个时候就会反克对方了。被克的一方，反过来克主克的一方，这种反克，在五行之中又叫作"反侮"。

这种相乘和反侮的情况，在中医对于疾病的治疗中，其实就是调整各种脏腑之间的关系。

如果一个疾病是相乘的关系，只需要把它调整回正常的状态就好了，相对来说更容易一些，所以说相乘的症状会更容易治疗。

但如果是相侮的情况，也就是说，人体之中的平衡关系表现出了完全相反的情况，这个时候想要把疾病治好的话，就需要多花很多的精力，所遇到的困难也会比较大。

那么，按五行理论，怎么来具体地治疗呢？

还是拿前文提到过的母病及子和子病及母做例子。治疗方法如果用一句话概括，就是"虚则补其母，实则泻其子"。这是治疗这类疾病的最基本原则，说白了，就是直接找到问题的核心和本质。为什么说中医相对而言更有治本的思维，就在于中医一直在思考问题的核心和源头在哪里，从而找到源头，对症下药。

首先，看一下什么是"虚则补其母"。

前文讲过相生关系：木生火，火生土，土生金，金生水，水生木。那么，如果表现出来虚，例如木虚了，那么，它所生的火也就连带着虚了。以此类推，火虚，所生的土就虚；土虚，所生的金就虚……所以就有所谓的木火虚，火土虚，土金虚，金水虚，水木虚。

在这种情况下，就应本着"虚则补其母"的原则，在实际的治疗中，"滋水涵木，益火补土，培土生金，金水相生，助木益火"。比方说，有一种中药叫杞菊地黄丸，它是人们常见的六味地黄丸加上枸杞和菊花。这药就可以滋肾阴，实现滋肝阴，使得肝的阴阳平衡，能解决很多肝出问题导致的症状。肝属木，虚则补其母，因为水生木，而肾属水，所以用补肾的药，反而可以治疗肝的问题。这同时也体现了中医不是"头痛医头，脚痛医脚"，而是一个人体大环境的调理。

再看"实则泻其子"。

比如在实践中，遇到肝火旺而导致的心火旺。肝属木，心属火，木生火，肝火旺，连带着心火也旺了。而心火旺，就属于"子"的范畴。而根据"实则泻其子"，想要解决肝火问题，就要泻心火。因此，很多人肝火旺，容易上火，脾气很大，有的时候就需要吃一些解心火的药，如牛黄上清丸或者牛黄解毒片。如此一来，连带着把肝火都解了。

再有，前文讲到了相乘和相侮的情况。相乘和相侮都是两方力量出现了不平衡，即一强一弱。那么，如何能最快地让它们恢复原来的平衡，是很重要的问题。在这里，有一个原则，就是"相乘相侮时，抑强扶弱"。落实到治疗中，就是"抑木扶土""培土制水""佐金平木"等。

五行还有一个非常重要的作用，就是调控人的情绪。"七情六欲"这个词，每个人都知道。其中，所谓的"七情"，指的是"怒喜忧思悲恐惊"，它们都是对应着五行的，并且与人体的五脏相对应。无论哪方面的情绪过度了，都特别容易伤害与之相对应的五脏：怒则伤肝，喜则伤心，忧思则伤脾，悲则伤肺，恐惊则伤肾。当然，这绝不是说一个人不要有情绪，情绪对人的行为是有非常重要的作用的。这里强调的是，不要过度。

同时，还可以用五行的相生相克来化解相应的情绪。比如一个人现在在发怒，在五行之中，就是木气太旺了，这个时候，他就需要一些属金的情绪来克制一下这个属木的情绪。悲属金，所以，在这种情况下，他可以用悲来化解怒，例如有意识地看一些悲剧电影等。

总之，在具体运用的时候，首先要准确地识别是什么情绪，然后利用相克的原理，找到化解的情绪，然后寻找到对应的情绪源头，这样就可以对情绪进行一个较好的缓解。

第三节　精气的概念

中医的另一个重要哲学基础，那就是精气学说。古人认为"精气"是万物的根本，这种哲学思想，后来被称为精气学说。中医又称之为"气一元论"或"元气论"等。它研究的是精气的内涵及其运动规律，并用来阐释宇宙万物的形成本原和发展变化。精气学说用于中医，自然把研究对象从宇宙万物的精气，变为人体之内的精气。

中医认为，精是人体生命的本原，气则是人体生命之维系，人体的各脏腑形体官窍由精化生，各种功能则由气来调控。

中医学的精，一般指的是有形的精微物质，它有两个特点：其一，它是构成人体的最基本物质；其二，它是维持人体生命活动的最基本物质。《灵枢·决气》就说："两神相搏，合而成形，常先身生，是谓精。"

中医学的气，指的是人体之中生命力很强，且不断运动的极为细微的物质。相对于有形的精，气是无形的。它是人体的重要组成部分，是激发和调控人体生命活动的动力源泉。《素问病机气宜保命集·原道》就说："人受天地之气，以化生性命也。是以形者生之舍也，气者生之元也，神者生之制也。形以气充，气耗形病，神依气立，气纳神存。"

精气学说的内容，主要包括四个方面。

（一）精气是构成宇宙万物的本原

精气学说认为，宇宙中的一切事物都是由精气所构成的，包括人类在内的万物的生成都是精气自身运动的结果，所以中医认为，精气也是构成人体的原始物质。

（二）精气是运动变化的

精气，作为一种精微物质，它的活动力非常强，同时，有着运行不息的特点。因此，既然精气构成了宇宙，宇宙自然也是处于不停的运动变化的状态中。人体也是如此，精气在机体之中，也是运动变化的。

（三）精气是天地万物相互联系的中介

天地万物之所以能够相互作用、相互联系，是因为彼此之间充斥着无形的精气，从而让事物之间能够进行多种形式的感应。这也是为什么中医认为人体是一个小宇宙，人体与外界环境有着密切的联系。

（四）精气化生为人

既然宇宙万物都是由精气化生的，那么，人类自然也是如此。精气化生为人，从而让人类不仅拥有生命，还赋予了人类在地球上独有的精神活动。道家学说对于中医理论有着深远影响，而道家著作《庄子·知北游》就说："人之生，气之聚也。"既然人活着是因为气聚，那么，死亡就是气散。精气的聚散，伴随着人的一生。

总而言之，精气的概念，是中医独有的。中医的同源性思维，和相互联系的整体概念，都与精气有着密切而深远的联系。精气的概念，让中医强调人体的完整性，并注重研究人体与自然、社会环境之间的影响和互动，从而全方位地对人体的生理和病理进行分析，最终达到对疾病的预防或治疗的目的。

第二章　藏　象

藏象是中医理论之中非常重要的内容。藏，指的是人体的内脏；象，则指的是外在表现出来的生理、病理现象。藏象，是指人体内各脏腑的实体，以及相对应的生理活动和病理变化外在表现出来的各种征象。藏象理论，研究的是人体各脏腑的生理、病理以及相互之间关系的理论。而脏腑，是人体内脏的总称，中医将其分为五脏、六腑和奇恒之腑。它们有各自的生理功能、病理变化，同时，相互之间也有着紧密的联系。

第一节　五脏之心脏

五脏，即心、肝、脾、肺、肾的合称，共同的生理特点是化生和贮藏精气，并能藏神，所以又有"五神脏"之称。

其中，心脏在两肺之间，膈膜之上，外有心包卫户。

概而言之，心脏的主要生理功能有二。

其一，主血脉。一方面，心气能推动血液的运行，以输送营养物质于全身脏腑、形体、官窍。人体直观感受到的是心脏的搏动，而心脏的搏动主要依赖心气的推动和调控作用。调控包含了双向的意思：一方面在慢的时候加快，另一方面在快的时候减慢。

而心跳加速就是超过正常心率（60~100 次 / 分），也就是心的每分钟搏动次数增加了。正常情况下，心脏搏动的结果就是会输送血液到全身各脏腑、组织、器官，从而起到营养作用。因为心气的推动力量和总共输出的血量是相对固定的，所以当心气的推动力量降低或者每一次输出的血量不够时，就会出现搏动次数增加，也就是心跳加速的表现。

与之相对，有一些人则心动过缓，不过时间长了，机体会处于一种适应状态，由此可见，人体的自我调节能力是很强的。

"主血脉"的"血"，指的是心有生血的作用。前文已述，心在血液的生成中起的作用，用一句话概括就是"奉心化赤"，而起关键作用的是心火。所以，如果心火虚衰的话，就会导致血液的化生障碍；反之，如果心火太过亢盛，则会反过来耗伤心血，从而导致一系列不舒服的症状。

"主血脉"里的"脉"，指的是心气推动和调控心脏的搏动和脉管的舒缩，使脉道通利，血流通畅。想要血液能够在人体之中正常运行，发挥它的濡养作用，需要具备的条件有三个：一则心气充沛，二则血液充盈，三则脉道通利，所以有脉为"血之府"之称。通俗言之，就好像浇灌菜地，需要水（血液）、水泵（心脏）和输水管道（脉道），而且，水要充足（血液充盈），水泵要动力强劲（心气充沛），输水管道要通畅（脉道通利），只有这三个条件都满足，才能达到用水灌溉菜地的目的（血液正常循行，发挥濡养作用）。

心脏的第二个主要生理功能是藏神。相对于上述"主血脉"，藏神也可称之为"主神明"或"主神志"，意思是心脏有统帅全身脏腑、经络、形体、官窍的生理活动和主司意识、思维、情志等精神活动的作用。正因为如此，如果一个人头脑昏沉、不清醒，或者晚上睡眠不安稳等，就有可能是因为心血不足，导致血不能养神，所以才会出现上述一系列的症状。

《灵枢·邪客》中说："心为五脏六腑之大主。"之所以有此说，一方面是因为心具有藏神的功能；另一方面，因为心具有主血脉的功能，只有该功能正常，才能使血液正常地输送到各脏腑、经络、形体、官窍，从而保证它们的正常功能。

而从生理特性角度看，则是"心为阳脏而主通明"和"心气下降"。

之所以说心为阳脏，是因为心在五行之中属火，并像《灵枢·九针十二原》所说"阳中之太阳，心也"，所以被称为阳脏，又有"火脏"之称。主通明，则是指心脉以通畅为本，心神以清明为要。而心神清明需要心阴心阳的共同作用，心阳主鼓动和兴奋，心阴主宁静和抑制。如果心阳鼓动过度，就会出现亢奋的表现；如果心阴抑制作用过度，就会出现抑郁的表现。因此，阴阳平衡才能心神清明。

而所谓心气下降，是指心火在心阴的牵制下，合化为心气下行达到温肾的目的，从而维持人体的上下协调。

心的以上生理特性，与体、窍、志、液、时有着紧密关系。

体，即形体。广义而言，人的头、躯干、四肢、内脏等，都属于形体的范畴。而狭义而言，形体指皮、肉、筋、脉、骨，这是形体的五个层次，因而又称为"五体"。

心于体而言，与上述五个层次中的脉联系紧密，有一种称法是"心在体合脉，其华在面"。

心在体合脉是指全身的血脉统摄于心，由心主司。其华在面，是指心脏精气的盛衰，可由面部的色泽表现出来。因为面部的血脉极其丰富，全身血气都上注于面，而心本身具有主血的功能，能推动和化生血液，而且精可化血，所以，心的精气盛衰及其生理机能正常与否，可以通过面部的色泽变化看出来。

一个人如果心的功能健全，那么心气就会旺盛，心血就会充盈，血脉就会通盛，面色便会红润光泽；如果心血瘀阻，面色便会青紫晦暗；如果心血亏少，面色便会苍白。

心于窍而言，与其中的舌联系紧密，所以有个说法，叫"心在窍为舌"。

窍即官窍，是五官九窍的统称。五官分别为耳、目、鼻、口、舌；九窍，则指的是两耳、两眼、两鼻孔、口和下窍二阴。

之所以说心在窍为舌，有几个原因。其一，心与舌体是通过经脉相互联系的；其二，由于舌体血管丰富，表面没有表皮覆盖，因此更容易通过舌色反映心主血脉的机能状态；其三，舌具有感受味觉的机能，而只有心的气血正常，上荣于舌，舌才能发挥味觉机能；其四，舌与言语、声音有关，而舌体运动及语言表达依赖于心神的统领，也就是说心神正常，则言语、声音正常，否则就会出现异常。例如舌体强硬、说话大舌头、失语等，这些都属于心神统领范畴出现的问题。

而对于志而言，中医认为"心在志为喜"。

志，指的是情志、情感，人之所以会有情绪上的变化，是因为来自外界的客观刺激。所谓"七情六欲"里的"七情"，分别指喜、怒、哀、惧、爱、恶、欲；相应地，中医里有个概念，即"五志"，它指的是喜、怒、思、悲、恐五种情感。不管是"七情"还是"五志"，都属于志的范畴。

中医认为，五脏与五志之间，存在某种特定的对应关系：喜、怒、思、悲、恐，分别与心、肝、脾、肺、肾相对应。因此说："心在志为喜。"

喜，顾名思义，就是喜悦、欢喜，一般而言，当人的需求得到满足，或者得以脱离困境时，就会出现这种情感体验，中医认为与心的关系密切，所以说"心在志为喜"，指的是心的生理功能和人的情志活动——喜有关。

如果一个人的心脏功能正常，就能使他处在愉快的心境之中。当然，外界刺激无处不在，情绪随之波动在所难免，但，只要心功能正常，即便出现这种应激，反应也是趋于良性的。在喜的状态下，人能保持身心健康，正如《素问·举痛论》所说："喜则气和志达，营卫通利。"心与喜的关系可见一斑。但正因为如此，一旦心功能出现异常，则会影响人的情志，轻则精神涣散，注意力不集中；重则精神紊乱，甚至心气暴脱。不过，喜虽然对人的身体有诸多好处，但"过犹不及"，如果喜的状态没有节制，反而会伤身，涣散心气，令人的心神受到耗费。

心之于液，有"心在液为汗"之说。

汗液的形成，按照《素问·阴阳别论》的说法，是"阳加于阴谓之汗"。人体内的津液通过阳气的蒸化后，经汗孔排出体表，谓之汗液。阴与阳相互依存，相互为用，阳化气，阴成形。汗液的形成，是阴与阳功能变化的结果。而之所以说"心在液为汗"，是因为心精、心血为汗液化生之源。心精可以化生心血，血液中的水液渗出脉外则为津液，而津液是汗液的化生之源。正因为如此，一个人如果汗出过多，就会损伤心精、心血，症状上就会有心慌、心悸等表现。也正因为汗是阳气蒸化津液所致的，而心属阳，所以当汗出过多的时候，严重的情况下，不但损伤心精、心血，还会耗散心气或心阳。

心在液为汗，还有一层意思，即如果一个人心神清明，则会对机体外各种信息反应灵敏，汗液的生成和排泄，就会随着体内生理情况和外界环境的变化而有相应的调节。例如在情绪紧张的时候，或者激动的时候，或者进行劳动的时候，或者剧烈运动的时候，或者天气炎热的时候等，都会相应地有汗液排出。而在其他不应该排汗的情况下，则不会有汗液排出。

最后，心与时的关系，中医认为是"与夏气相通应"。

时，在这里指的是"四时"，也就是四季。中医认为，人与自然是相通的，阴阳的消长变化形成了四季，人体五脏的功能活动与四季相应。因为心为阳脏，又称火脏，主阳气，而夏季是阳气最旺的季节，所以心与火热的夏季相应。了解了这一点，有助于理解心的一些病理，特别是病理与季节之间的关系。例如有心脏疾患，特别是心阳虚衰的患者，病情在夏季往往是可以缓解的，人体自觉症状也会减轻，这是因为在夏季，心阳的虚衰就会得到相应的补给。

第二节　五脏之肺

肺在胸腔中，膈肌以上，左右各一，肺有分叶，一般为左两叶右三叶。

在中医看来，肺有四大主要生理功能。

其一，主呼吸之气。

肺吸入大自然的清气，排出体内的浊气，总结而言就是"吐故纳新"，实现机体与外界环境之间的气体交换。

之所以说呼吸之气是肺所主是因为：一方面，肺是气体交换的场所；另一方面，气体的吸入和呼出是依靠肺气的宣发、肃降来实现的：宣发使浊气得以呼出，肃降使清气得以吸入。只有宣发、肃降的功能相互协调，才能保证正常的呼吸；相反，只要宣发、肃降的功能有一个不正常，就会出现疾病表现。比如痰饮阻肺，有形实邪停留肺中，阻塞气道，肺气宣发功能不顺畅，就会出现胸闷气急。

其二，主一身之气。

肺主一身之气，是指肺有主司一身之气的生成和运行的作用。

前文讲气之时，讲过宗气为自然界的清气和水谷之精所化生的谷气相结合而生成，而宗气又是一身之气的重要组成部分。而肺主一身之气运行，主要体现于对全身气机的调节作用。肺有节律的呼吸，对全身气机的升降、出入起着重要的作用。那么，无论是肺主一身之气，还是前文所说肺主呼吸之气，实际都是基于肺的呼吸机能，呼吸机能正常才能正常地吸入清气、呼出浊气，才能保证正常的新陈代谢。而只有有足够的清气摄入，才能保证气的生成和运行。

其三，主行水。

肺主行水，是指肺气的宣发、肃降运动推动和调节全身水液的输布和排泄。

肺主行水的作用主要包括两个方面的内涵：第一，依赖于肺气的宣发。既然是宣发，那么，运行的方向是向上向外的，宣发的东西即为脾气转输至肺的水液和水谷之精中的较轻清的部分，向上达头面诸窍，向外则达皮毛腠理，一方面滋润濡养肌肤，另一方面形成汗液排出体外。所以当一个人受了风寒的时候，因为影响了肺气的宣发，导致肺气不能将水液向外输送到皮肤，进而出现无汗的表现，同时因为不能向上宣发，导致鼻子出现堵塞感。

第二，依赖于肺气的肃降。跟宣发相反，肃降的运行方向是向内向下的，运行的东西是脾气转输至肺的水液和水谷精微中较稠厚的部分，向内输送到其他脏腑以濡润之，向下将脏腑产生的浊液输送到肾和膀胱，进而排出体外。所以当一个人小便不能正常排出并且身体出现水肿的时候，首要考虑的可能是肾导致的问题，但同时可以多考虑一下，会不会是肺的肃降功能受损了。由此可见，肺在水液代谢中有着很重要的作用。又因为肺为华盖，在五脏六腑中位置最高，并且参与水液代谢，故有"肺为水之上源"之称。

其四，朝百脉，主治节。

人体在呼吸的时候，吸入的是氧气，呼出的是二氧化碳，氧气进入血液运行到全身各脏腑、组织、形体、官窍。所谓肺朝百脉，即中医认为，肺通过呼吸运动，实现体内外清浊之气的交换，又因为全身的血液都通过血脉流经于肺，所以富有清气的血液可以通过百脉输送到全身。在富有清气的血液输送到全身的过程中，一方面依赖于心气的推动，另一方面与肺的作用息息相关：肺通过呼吸运动，调节全身气机，推动血液运行；同时肺吸入的清气与水谷之精所化的谷气相结合，生成的宗气，也具有推动血液运行的作用，这就是肺助心行血的含义所在。所以当一个人呼吸不顺畅的时候，往往会出现唇青舌紫、心悸胸闷等症状，也经常出现胸闷伴气喘、咳嗽等现象。

所谓肺主治节，是指肺气具有治理调节肺之呼吸及全身之气、血、水的作用。具体表现在四个方面：一是通过调节肺气的宣发和肃降，达到治理调节呼吸运动的作用；二是调理全身气机，通过呼吸运动，调节一身之气的升降、出入，保持全身气机调畅；三是通过肺朝百脉和气的升降、出入运动，辅助心脏，治理调节血液的运行；四是治理调节津液代谢。由此可见肺主治节，是对肺的生理功能的高度概括。

相对于生理功能，肺有三大生理特性。

其一，肺为华盖。

华盖，原指古代帝王的车盖。之所以称肺为华盖，是因为肺的位置在上焦，居五脏的最高位置，有覆盖诸脏的作用，肺又能宣发卫气于体表，为脏腑之外卫，具有保护诸脏、抵御外邪、统领一身之气的作用。因此《素问·病能论》说："肺为藏之盖也。"《素问·痿论》则说："肺者，脏之长也，为心之盖。"

其二，肺为娇脏。

肺为娇脏，是对肺的生理病理特征的概括。肺脏清虚而娇嫩，这里的娇是指容易受到内外邪气的侵袭。这是因为肺本身位于最高的部位，且皮毛为肺所主，肺开窍于鼻。而皮毛和口鼻是外感六淫之邪侵入人体的途径，所以首先会侵袭肺脏。与此同时，其他脏腑的病邪也容易波及肺，这就是"娇脏"病理上的含义。了解这些之后大有用处，例如在临床上进行相应治疗的时候，用药以"轻清、宣散"为好。

其三，肺气宣降。

宣发、肃降的作用已为人所熟知，肺的呼吸和肺的主行水功能都离不开肺气的宣发、肃降。

肺的宣发作用包括三个方面：其一，呼出体内的浊气；第二，将脾所转输来的津液和部分水谷精微上输头面诸窍，外达于全身皮毛肌腠；其三，宣发卫气于皮毛肌腠，以便于卫气更好地发挥它的功能，将代谢后的津液化为汗液，并控制和调节其排泄。例如外寒侵袭，导致不能呼出浊气，就会出现喘憋，同时不能呼出的浊气积聚，就会导致胸中的气机不通畅，以至于最后出现胸闷的症状。这类似于肠子胀气的时候，因为肠居腹中，就会出现腹部的胀闷。

肺的肃降作用也包括三个方面：其一，吸入自然界的清气，将吸入的清气与谷气相融合而成的宗气向下布散至脐下，以滋养元气；其二，将脾转输至肺的津液，向下向内布散至脏腑，从而达到濡润的作用；其三，将脏腑代谢后产生的浊液下输于肾或膀胱，成为尿液生成之源。例如呼吸的时候感觉气总是吸不到底，进而就会出现呼吸的频率加快的现象，正常时候每分钟呼吸 12~20 次，现实却是正常的呼吸频率要明显增加，这些表现用医学术语说就是"呼吸表浅、短促"，这就是由于肺的肃降作用不能正常发挥导致的。肺气不能肃降则自然界的清气不能足量吸入，这样就与谷气相结合形成的宗气也会相对不足，向下布散用以滋养元气的力量也会相对不足，而肾脏纳气的功能，即具有保证呼吸深度作用的气，也会相对不足，所以就会出现呼吸表浅的现象。

前文已述，肺的主呼吸的功能，实现的是机体与外环境之间的气体交换，从而满足人体的一系列生理需求，所以当呼吸表浅的时候，进入人体的有效气体的量就会相对减少，因此，机体就会代偿性地加快呼吸的频率，达到保证机体营养需求的作用。

由此可见，宣发和肃降是相互制约、相互为用的。

与心一样，肺也与体、窍、志、液、时分别有着密切的关系。

肺于体而言，中医认为是"在体合皮，其华在毛"。

皮毛，生理上包括皮肤、汗腺、毫毛等组织，于表里而言，属于一身之表。肺在体合皮，指的是肺与皮毛的相互关系。正常情况下，皮肤是滋润且有一定温度的，这与肺的作用是密不可分的。

肺气宣发，其中一个功能就是宣发卫气，使得卫气得以发挥它温分肉（温养肌肉）的功能，同时，肺气还会将水谷精微向上向外布散于皮肤，使皮毛滋润不干燥；同时皮毛具有防御外邪的作用，这是因为卫气达于皮毛，而卫气本身就有这方面的作用；卫气还能够调节津液代谢，众所周知，输送到皮毛肌腠的水液在卫气的推动下化为汗液，经过汗孔排出体外，而汗孔本身就位于体表皮毛，这只是调节津液代谢中的例子之一；肺气还可以调节体温，当天气热的时候，人体会排汗，汗液排出之后，体温就会降低，这就是为什么在受了风寒、感冒的时候，会有人喝姜汤，或者盖厚被子发汗，之后体温就会降下来，因为皮毛可以宣散肺气，以达到调节呼吸的作用，宣发和肃降相互协调，才能完成机体内气体的交换。正因为皮毛和肺之间存在着这样的关系，才会有"皮毛受邪，可内合于肺"的说法，例如外感寒邪，会出现发热怕冷，盖上被子或加衣服可以缓解。如果只有全身酸痛，没有汗液排出这类症状，说明外邪并没有伤到肺，但如果出现咳嗽，痰液清稀如水状，那这就说明病邪伤肺了。

肺于窍而言，中医认为是"在窍为鼻，喉为肺之门"。

肺的功能之一是吸入自然界的清气，呼出体内的浊气，在这个过程中，自然界的清气通过鼻窍进入肺，身体中的浊气通过鼻子排出体外，因为鼻和肺存在这样的相互关系，所以说肺开窍于鼻。

人之所以能闻到各种不同的味道，是依赖于鼻主嗅觉的功能，但鼻的嗅觉功能也是依赖于肺的宣发作用来实现的。这就是为什么当一个人感冒的时候，会出现鼻塞，而且嗅觉下降的症状的原因。

喉位于肺系的最上端，为呼吸之门户、发音之器官，正常情况下，人体不会感觉到喉咙干涩，是因为有肺津的滋养，而一个人可以正常地发音表达自己的思想，也依赖于肺气的推动和调节。

这里有两个容易混淆的概念，分别为"金破不鸣"和"金实不鸣"，二者的区别在于一"破"一"实"。金破不鸣，属于虚证，指的是由于各种原因使得肺气、肺津不足，从而导致声音嘶哑、低微，甚至喉咙处干涩少津；金实不鸣，则属于实证，它是由于各种原因使得肺气宣降失常，郁滞不畅，亦可出现声音嘶哑，还可出现声音重浊，甚至出现失音的症状。

肺于志而言，中医认为是"在志为忧（悲）"。

关于肺志，《黄帝内经》中有两种说法，一种是悲，一种是忧。现代将悲、忧都列为肺之志，因此虽然悲和忧各有不同，但属于肺志这一点是相同的。悲、忧皆为人体正常的对于外界刺激的情绪变化和情感反应，二者都是肺精、肺气所化生，虽为正常情绪，但仍需要有一个度，不然过分忧虑或者过分悲伤，都相当于过分消耗了化生它们的基础物质，因而就会对化生它们的肺精、肺气造成损伤，或者导致肺气的宣发和肃降失常，从而表现出一系列不适症状。相反，如果肺精、肺气本就不足，就容易导致机体对外界非良性刺激的耐受能力下降，从而易于产生悲、忧的情绪变化，这也就是为什么生病的人，会较常人更加脆弱。

肺于液而言，中医认为是"在液为涕"。

涕就是鼻涕，为鼻黏膜的分泌液，有润泽鼻窍的作用，因此人体在正常用鼻子呼吸的时候，不会觉得鼻子干涩。鼻涕由肺津所化，靠着肺的宣发作用，布散于鼻腔内部，因此如果一个人感觉鼻子干涩，要么是因为肺津不足，要么是由于肺气失于宣发，要么是外感干燥之邪所致。

而如果外感寒邪，由于寒邪的作用特点是主受引的，跟肺宣发的特性相反，因此会使肺的宣发功能减弱，这样就会导致一部分的津液不能被宣发到体表和人体上部，而同时肺津又被寒邪凝结不化，所以就会出现鼻流清涕；如果肺热壅盛，热邪灼伤津液，也同样会出现粘腻感，所以会出现鼻流浊涕。总之，肺津、肺气是否正常，可以从涕的变化中得以反映。

肺于代表四季的时而言，中医认为是"与秋气相通应"。

五脏与自然界四时阴阳相通应，肺主秋，故肺在秋季而旺，制约和收敛作用增强。到了秋季，人体气血的运行也随"秋收"之气衰落，逐渐向"冬藏"过渡，这就是中医理论中所提到的"天人相应"的一个方面。同时秋季主燥，但肺为清虚之脏，喜润而恶燥，所以肺也会容易被秋季燥邪所累，因此可以在秋季多吃一些润肺的食品，比如梨子、银耳、蜂蜜等。

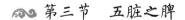

第三节　五脏之脾

作为五脏之一，脾位于腹中，在膈肌以下，与胃相邻。

脾的主要生理机能有二。

其一，主运化。

从概念上可以看出，主运化包括两个方面的含义：一个是把饮食水谷转化为水谷精微和津液，另一个是把水谷精微和津液吸收、转输到全身各脏腑。

从物质上来说，包括食物和水液两个方面。二者运化的具体过程不尽相同。

首先，运化食物。食物的运行通道，是从胃到小肠再到大肠。食物进入胃中，完成初步消化，变为食糜，同时会有一部分水谷精微被吸收，并且由脾气转输而营养全身，没被吸收的一部，进入小肠进一步消化，之后在脾气的推动和激发作用下，分为清浊两部分，这里的清即是指精微部分，经脾气的激发作用下被小肠吸收，再由脾气的转输作用输送到其他四脏，分别化为精、气、血、津液，进而发挥四者的作用，内养五脏六腑，外养四肢百骸、皮毛筋肉，这就是脾主运化作用的具体体现。因此，如果脾气的运化功能减退，也就是中医所说的"脾失健运"，那么脾所参与的环节都可能会表现出异常。比如经常会看到有的人吃东西很多，但是身体依旧没有那么壮硕，这就是食物进来了，但是脾失健运，导致水谷精微的吸收不好，脾转输的源头减少，各脏腑、经络、形体、官窍得到的水谷精微也会相应减少，因此人体会显得相对虚弱。

再者，运化水液。顾名思义，就是指脾气的吸收、转输水精，调节水液代谢的功能。人体中的水液一共有三个来源：一是胃和小肠消化吸收的津液，即水精；二是大肠吸收的水液；三是由肾气的蒸化作用回吸收的水液。运化水液包含两个方面的含义：一方面，将身体内的水液经过脾气的转输作用上输于肺，再由肺气的宣发、肃降运动输布于全身，从而达到"水精四布，五经并行"的效果；另一方面，在水液代谢的过程中起枢转作用。在水液代谢中，"肺为水之上源，肾为水之下源"，脾居于中焦。对于肺来说，宣发布散的水液是经过脾气转输的，转输上去之后，肺的肃降功能将津液向下布散到各脏腑，以及产生浊液之后下输到肾和膀胱，这个过程也要经过脾气的转输。对于肾来说，脏腑利用过的水液所产生的浊液，在肾气的蒸化作用下，又可以分为清和浊两个部分。清的部分自然可以利用，这时也是有赖于脾的转输作用，让清的部分到达肺，重新被人体所用。这就是脾的枢转作用。所以，如果脾的运化水液的功能失常，就会导致水液运行不利，进而本身应该宣发到体表肌肤孔窍的津液积蓄在体内，导致的后果是，体表皮肤干涩，而体内水液停聚形成痰湿，进一步导致肥胖、水肿之类的不舒服症状，从而印证中医所说的"诸湿肿满，皆属于脾"。

其二，主统血。

这是指脾气具有统摄、控制血液在脉中正常运行不逸出脉外的功能。

或曰："气得功能之一就是固摄作用，固摄作用的表现之一就是统摄血液运行，脾统摄、控制血液跟气的固摄作用有什么关系？"脾统血就是气固摄作用的体现。脾气和一身之气是有着密切关系的，脾气是一身之气分布到脾的部分，脾气健运，又可以补充一身之气，气足则能摄血，所以脾统血和气摄血是统一的。因此在一些疾病中，脾不统血与气不摄血的机制也是一致的。

脾的生理特性亦有二。

其一，脾气主升。

脾气主升，包括两个方面的含义：一方面，脾气的升腾运动以上输于心肺，这个过程又叫"升清"；另一方面，升举内脏，维持内脏位置稳定。

升清之中的清，同前文讲解肺的功能时说的清是一个意思，都是指"水谷精微等营养物质"。脾气的升腾将水谷精微和水液输送到心、肺，进而参与一系列的生理活动。无论运化水液，还是运化水谷精微，都有脾气升腾参与，所以说脾主升清是脾气运化功能的表现形式，因此如果脾的运化功能不正常，就会在一定程度上影响脾升清的生理特性。例如脾气虚弱，或者因为久居潮湿之地导致脾气被湿邪所困，就会导致脾气不能升腾机体内吸收来的水谷精微和津液，进而使得心生血乏源，肺宣发、肃降乏源，其他脏腑的滋润濡养自然就不够，如此就会出现一系列干燥、失于濡养的现象，比如心慌、失眠、鼻部干涩等症状。

而升举内脏的功能，是指脾气上升能起到维持内脏位置的相对稳定，防止其下垂的作用。脾气上升和胃气下降，升降协调平衡，是维持脏器位置恒定不移的重要因素。通俗而言，就像拔河，大绳的中间绑一个红色的小绳，保证两边的距离是相等的，这样一来，假设双方力量大小相同，而方向相反，那么，红绳的位置就会一直保持不变。同理，内脏的位置相对不变，就是靠脾胃之气这对相反的力量，脾胃二气的合称是中气，所以中医经常说的中和，其实就包含了脾气升和胃气降，即升降协调的冲和之气。

其二，脾喜燥恶湿。

湿邪的产生有两个方面：一为外感，一位内生。虽然来源不同，但都会困遏脾气，影响脾气正常功能的发挥。既然湿邪会困遏脾气，因此脾自然会展现喜燥恶湿的特性，这是从湿邪对脾气的影响的角度进行阐述。另一方面，喜燥恶湿的特性体现在脾对水湿产生和清除的作用上。当一个人讨厌一个东西，自然会尽自己的努力，不让这个东西产生或者出现在自己的周围，脾也是如此。脾具有运化水液的作用，只要脾气充足，脾的运化功能正常，那么水液就会及时地被输送到肺，向下的水液就被及时地输送到各脏腑组织，发挥其生理作用，自然不会在体内停聚，也就不会产生内湿。如果人体感受了外湿，这并不是机体本身需要的水液，而是属于一种多余的成分，属于中医所说的邪气的范畴。这时原本用来运化水液的力量肯定是相对不足的，所以才会有健脾和利湿两个功能同时存在的方子和药物存在。通俗而言，这就类似于一个人想尽快喝上热水，一方面加大烧水的火力，另一方面把壶里的水倒出一部分，这样就可以更快速地把水烧开。

与心、肺一样，脾也与体、窍、志、液、时有着密切的关系。

脾于体而言，中医认为是"在体合肉、主四肢"。

脾在体合肉，是指脾气的运化功能与肌肉的壮实及其功能发挥之间有着密切的联系。全身的肌肉，都有赖于脾胃运化的水谷精微及津液的营养滋润，才能壮实丰满，并且发挥其收缩运动的功能。当一个人运动过度，会感觉到肌肉酸痛，这是因为水谷精微和津液能到达肌肉以营养之，是靠脾气运化的，从而使肌肉发挥收缩运动的能力，如果运动过量，肌肉收缩过度，消耗的水谷精微和津液必然增加，从而脾气的运化也会随之增加，因此脾气就相对不足，所以会出现酸痛的现象。

四肢与躯干相对而言，是人体之末，故又称"四末"。人体的四肢也要靠水谷精微和水液来滋润，从而达到维持其正常生理活动的目的。水谷精微和津液正常到达四肢，也要靠脾气的运化作用以及脾气的升清特性，这就是为什么说"脾主四肢"。因此，当一个人觉得四肢无力的时候，可判断是否是因为出现了脾虚。

脾于窍而言，中医认为是"在窍为口，其华在唇"。

脾在窍为口，是指人的食欲、口味与脾气的运化功能密切相关。所谓食欲，通俗地讲就是想不想吃东西。口腔在消化道的最上端，主受纳和咀嚼食物。食物进入嘴中，通过牙齿的咀嚼，经过食道进入胃中。但人们有时候会有一种感觉，就是食物在嘴里咀嚼了半天，就是不想咽下去，觉得也不饿，不吃正好，这就是典型的食欲不佳，即中医所说的"不思饮食"。这说明脾气虚，运化功能出现了减退。即嘴里的食物进入胃中之后，脾气的运化功能不足以支持它的整个消化过程。

而对于食物，每个人都有自己的口味。口味与脾气运化功能也存在密切关系。按照中医理论，脾的经脉"连舌本，散舌下"，而舌本身具有主司味觉的功能。舌的功能的发挥，也要靠水谷精微和津液的营养滋润，而这两种东西上达于舌，依旧要靠脾气的运化功能，因此，一个人的口味与脾的运化功能密切相关。所以，当一个人嘴里觉得没有味道，说明舌主司味觉的功能在下降，舌没有得到足够的营养滋润；而如果同时出现了四肢无力的表现，就很大程度上要考虑是不是脾气虚了。

脾之华在唇，是指口唇的颜色和光泽可以反映脾精、脾气的盛衰。《素问·五藏生成》说："脾之合，肉也；其荣，唇也。"《灵枢·五阅五使》则说："口唇者，脾之官也。"脾精、脾气盛旺，气血充足，口唇便会红润光泽。相反，一旦脾精、脾气衰败，气血缺少，口唇便会苍白无光泽。

脾于志而言，中医认为是"在志为思"。

脾在志为思，是指脾的生理机能与"五志"之中的思相关。思即思虑，众所周知，它属于人体的情志活动或心理活动的一种形式。思虽为脾之志，但亦与心神有关，所以中医有"思出于心，而脾应之"的说法。既然思是人体的情志活动或心理活动的一种形式，就有它存在的意义，因此正常限度内的思虑，是人人皆有的，对机体是没有伤害的，因为生而为人，思是很正常的。但是思虑过度，或所思不遂，则会影响机体正常的生理活动。它会影响人体的气机，导致气滞、气结。又因为脾在志为思，所以最易导致脾气出现滞、结现象，从而影响脾气的生理功能。

脾于液而言，中医认为是"在液为涎"。

涎是唾液中较清晰的部分，由脾精、脾气化生并转输布散，这就是为什么说脾在液为涎。涎具有保护口腔黏膜、润泽口腔的作用，在人进食时分泌旺盛，从而达到帮助咀嚼和消化的作用。正常情况下，脾气、脾精充足，一方面会化生适量的涎液，另一方面使其上行于口但又不溢出口腔。一旦脾胃不和或者脾气不摄，则会导致涎液化生增多，且容易溢出口腔。相反，如果脾气失于推动激发，就会出现涎液化生减少，从而展现出口舌干燥的症状。

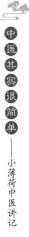

脾于时而言，中医认为是"与长夏之气相通应"。

对于长夏具体指的是什么，有两种说法。第一种认为，长夏在节气上指的是夏至到处暑，这个时间段的特点是气候炎热，雨水较多，是最适宜万物生长的时间段。而进入处暑之后，则是万物凋零的起始，所以夏至至处暑这个时间段，自然界的特点就是万物华实，这与脾气运化水谷精微和津液，以滋生各脏腑、经络、形体、官窍，保证其都发挥正常的生理功能是完全相通的。

第二种说法认为，长夏对应四季之末的各十八日，表明四季之中皆有土气，而脾不单指一个时节。对于人体来说，各脏腑、经络都依赖于脾气及其化生的精微物质的支撑，因此这种说法也有"同气相求"的含义在。而所谓"同气相求"，是中医的特色理论之一，它是指人体内的某种因素与外界的致病因素相对应，从而会形成一定类型的疾病。

不管是哪种说法，有一点是肯定的，那就是人体内部与外界因素交互影响，会产生疾病。那么，在长夏之时，应该注意什么？正常情况下，人体在长夏的时候不会有什么明显的不舒服，但对脾弱的人而言，由于长夏之时雨水较多，湿气太过，必然增加本就虚弱的脾气的负担，因而出现湿病；而这时又是伴随着炎热，因此湿热交相为病，多见肢体困重、胃脘部满闷不舒、不想吃东西、大便泄泻等湿热交结的症状。

第四节　五脏之肝

肝位于腹腔，横膈之下，右肋之内，其右下部分大约与右肋弓持平。肝的主要生理功能之一，为中医所说的"主疏泄"。

肝主疏泄是指肝具有疏通、畅达全身气机的作用。如前文所言，气机指的是气的升降出入运动。

肝的疏泄作用体现在四个方面：

其一，促进血液与津液的运行输布。气为血之帅，气能运血，气行则血行，肝的疏泄作用能保证气的正常运行，所以说肝气可以起到促进血液运行的作用。气能行津，气行则津布，肝的疏泄作用能保证气正常地升降出入，所以说肝气可以起到促进津液运行输布的作用。通俗而言，这类似于自来水通过管道输送到千家万户，前期就要把管道修好，并且不定时检修，保证自来水管道是通畅的，这就是肝的疏泄起到的作用。如果肝气郁结，就会导致气的郁结，进而导致气不能很好地起到运血的作用，出现血瘀的一系列表现，例如刺痛、肿块等。同样，如果肝气郁结，气也就不能很好地起到运津的作用，从而导致津液运行不畅，进而出现津液停聚，例如舌头胖大、大便总是粘在马桶上难以冲刷下去。而如果肝气上逆，就会出现血随气逆，从而表现出呕血、咯血等症状。因此，临床上常用疏肝理气的方法来治疗瘀血内阻和痰饮水湿内停，用平肝降气之法来治疗吐血、咯血。

其二，促进脾胃运化和胆汁的分泌排泄。脾胃的生理特点是脾升胃降，也就是中医所说的"脾气以升为用，胃气以降为顺"的意思。升和降都是气的运动形式，肝的疏泄作用就体现在畅达气机，保证气的升降出入运动正常运行。而脾气的升和胃气的降又是脾胃正常运化功能得以实现的基础，因此说肝的疏泄作用可以促进脾胃的运化。

在食物消化吸收的过程中，胆汁也参与其中，那么关于胆汁是如何生成的，西医上认为胆汁是肝细胞分泌的细胞液，这与中医的认识不谋而合。中医认为，胆汁乃肝之余气所化，所以胆汁的形成是源源不断的。当人在没有吃东西的状态下，胆汁不用帮忙消化食物，就会储存在胆里面，而当食物进入口中，肝的疏泄作用就会促进胆汁的排泄，进而起到促进食物消化的作用。这也是为什么有些人呕吐，到最后就会发现吐的东西是苦的，这就是胆汁。正因如此，当肝气郁结的时候，疏泄胆汁的部分自然也会出现不顺畅，导致胆汁淤积，机体出现不想吃东西、口苦、黄疸、不喜欢吃油腻食物等表现。

如果肝的疏泄功能影响到了脾，则会出现"脾气不能升"，进而脾气就会出现壅滞的表现，又因为脾主大腹部，所以经常会出现腹胀。如果肝的疏泄影响到了胃，就会影响"胃的和降"，因为胃居中焦，胃气不能降，上焦气的通降也会受到影响，因此会出现胸部满闷。而脾与胃又是表里关系，其气相通，胃气和降受阻，就是气受阻，那脾气也会受到影响，所以也会出现腹部胀满。当然，阴气胃气失于和降的原因有很多，怎么就能确定是肝失疏泄引起的？这是因为伴随着胸腹胀满，同时会出现胁肋部胀满，而胁肋部是肝气所到的位置。因此临床需要根据不同的表现，确定出相应的治疗方法，例如疏肝健脾、肝脾同调、疏肝和胃、疏肝利胆等。

其三，调畅情志。情志活动虽分属于五脏，但均由心所主，而心主司情志的功能，与心主血脉的功能密不可分。心主生血、行血，而无论生血还是行血，都离不开气，肝又有疏泄气机的作用，所以说肝具有调畅情志的作用。因此肝火旺不但会易怒，同时会伴有心烦，且情绪激动。而如果情志活动异常，也会导致气机失调的病变，例如中医所说的"怒则气上，喜则气缓，悲则气消"等。

其四，促进男子排精与女子排卵行经。《格致余论·阳有余阴不足论》说："主闭藏者肾也，司疏泄者肝也。"男子精液的贮藏和排泄，是肝、肾二脏之气的闭藏与疏泄作用相互协调的结果，肝失疏泄，则精液排出不畅，因而会出现精瘀、肾虚，失于闭藏，则会出现遗精等现象。对于女子而言，女子的排卵也是肾的闭藏和肝的疏泄相互协调作用的结果，同时，气机调畅又是女子正常行经的必要条件。因此，如果肝失疏泄，会影响卵子的排出，进而影响月经的正常来潮。由此可以看出，肝气的疏泄对于女性的生殖尤为重要，所以有"女子以肝为先天"的说法。这就如同民间有一种说法叫"十女九逍遥"，意思是十个女子之中有九个都可以吃逍遥散，就是因为逍遥散可以起到疏肝的作用。

肝的另一个主要生理功能，为中医所说的"主藏血"。

藏，顾名思义是贮藏的意思，藏血就是贮藏血液。肝藏血的生理意义包括五个方面。

第一，涵养肝气。

如果肝脏贮藏了足够的血液，那么，一方面可以化生肝气，另一方面可以涵养肝气，从而起到防止肝气疏泄太过而亢逆的作用，所以中医理论中有补血柔肝的治疗方法，也有相应的药物组合，比如"当归、白芍"等。

第二，调节血量。

这里的调节是双向的。正常情况下，人体各部分的血量，是相对恒定的，但是人身在自然和社会之中，时刻受到外部环境的影响。

例如工作因素、情绪因素、季节因素、天气因素等，这些因素会经常变化，人体各部分的血量也会随之变化，而这种变化就是通过肝脏的藏血和疏泄功能实现的。例如在生活中，当一个人运动剧烈或情绪激动时，会发现自己满面通红，这是因为此时肝脏正在通过疏泄作用，将身体的血液输送到外周以支持机体；而当这个人停止剧烈运动，或者心情恢复平静的时候，机体的部分血液在肝的疏泄作用下，又都归于肝。肝就是如此调节血量的。

第三，涵养肝及筋目。

有一句古语叫"近水楼台先得月"，顾名思义，意思是说"水边的楼台先得到月光"，那么，肝脏藏血，最先得到滋养的自然是肝脏及其形体官窍，以促进相关的生理功能。例如中医之所以认为"肝受血而能视"，就是因为肝主目，如果肝血不足，不足以滋养目，就会出现视物昏花干涩，或者夜盲等症状。而如果不能濡养筋，则会出现筋脉拘急、屈伸不利等现象。

第四，为经血之源。

《黄帝内经》中提到："女子十四，天癸至，任脉通，太冲脉盛，月事以时下。"意思是天癸至，任脉通畅，冲血盛，则月经就可以按时来潮。按照中医理论，冲为血海，而冲脉起于胞宫通于肝。从肝上来说，中医认为"肝司冲主胞"，正因为肝脏和冲脉、胞宫之间的这种联系，所以在肝血充足的情况下，冲脉血液就充盛，女子月经便会按时来潮。

第五，防止出血。

血溢出脉外为出血。一方面统摄血液在脉中运行的是气，因为气具有固摄作用，肝脏藏血，肝气充足，则固摄作用正常，因此血不会不循常道；另一方面，阴主静，阳主动，肝阴充足，肝阳涵于肝阴中，则肝阳不亢盛，阴血就不会被扰，这就发挥了凝血的功能。这是生理上肝的止血作用。病理上，如果肝失藏血之职，可能的原因有三：一则肝气不足，统摄失职；二则肝阴不足，肝阳偏亢，阳主动，导致阴血妄动；三则肝火亢盛，火灼伤脉络，迫血妄行。所以表面上都是血不循常道而行，原因则需要在临床治疗中具体分析，找准原因，才能事半功倍。

总之，肝的生理功能总结起来一句话就是："肝体阴而用阳。"回顾前文，肝的生理功能，一为主疏泄，疏泄的是气机，而气属于阳；二为肝藏血，血属于阴。肝体阴而用阳就是这两个生理功能的高度概括，再进一步看，实际也是讲的气与血之间的关系，所以阴阳协调则气血协调。

生理功能之外，中医认为肝的生理特性有二，分别为"肝为刚脏"和"肝气升发"。

中医所说的肝为刚脏，核心在于指肝气主升主动，具体原因有三：第一，肝在五行之中属木，因此肝具有木的特性，即肝气冲和调达、伸展舒畅；第二，如前文所述，肝的生理功能之一是主疏泄，保证全身之气正常的升降出入，因此肝具有喜条达而恶抑郁的特性；第三，肝内寄相火，相火属阳，阳主动，阳的运行是向上向外的，向上即是升，所以具肝气有主升主动的特性。

正因为肝气具有主升主动的生理特性，所以肝病患者多表现为肝气上逆、肝火上炎、肝阳上亢、肝风内动等。表现出的症状有眩晕、面赤、心烦易怒等。

而中医所说的肝气升发，是指肝气具有向上升动和向外发散调畅气机的生理特性，因此决定了肝的病变以"升泄太过为多见"，临床上多表现为肝阳上亢、肝气上逆的病理变化，所以古人有"肝气肝阳常有余"的说法。这也提醒人们，少生气，多运动，不做增加肝火的事情。

除了以上生理特性，中医认为，肝与人的体、窍、志、液、时也有密切的关系。

肝于体而言，中医讲"在体合筋，其华在爪"。

当一个人做手部动作，哪怕只是竖起一根大拇指，在这个过程中，都需要手指的肌腱、韧带以及关节、肌肉的协同作用。这里面肌腱、韧带、肌肉就是人们所说的筋。但还有一种说法认为，筋的内涵应该包括有收缩功能的肌肉和有传导支配作用的条索样组织（比如神经）。但通过前文即知，脾是主肌肉的，如果说筋的内涵包括有收缩功能的肌肉，那筋之所主就与脾之所主产生了重复。实际上，筋的内涵不包括肌肉，所以，筋主肌腱和韧带以及有传导支配作用的条索样组织，这样的说法更确切。

筋依赖于肝血所养，只有肝血充足，筋得其养，机体才能运动灵活而有力，并且能较快地缓解疲劳，所以说"肝为罢极之本"。老年人之所以行动缓慢，动则容易疲劳，就是因为肝血相对不足，所以筋不得充养。《素问》中说："丈夫：七八，肝气衰，筋不能动。"就是对这一点很好的解释。所以当一个人肝血不足的时候，就会出现肢体麻木、屈伸不利的现象。这也提醒人们在遇到这种现象的时候，考虑是否跟肝血不足有关系。

而"其华在爪"所说的爪，指的不是手，而是指指甲和趾甲。爪甲为筋之余，爪甲依赖于肝血的滋养。肝血的充盈与否，可以外部表现为爪甲的荣枯；相反，通过爪甲是否有光泽，也可以反过来推测肝血是否充足，这就是其华在爪的意义。

肝于窍而言，中医讲"在窍为目"。

众所周知，目就是眼睛，是视觉器官，具有视物辨色功能，它依赖于肝血的濡养和肝气的疏泄。肝血充足、肝气调和，目才能正常发挥其功能，所以当两目干涩、视物模糊等症状出现，即提示肝血不足；目赤痒痛，则提示肝火旺；如果感觉眼睛好像有一层膜，看不清东西，这多是因为肝气郁结、火动痰生导致的。有种说法是"黑眼球属于肝"，这是因为目的视觉功能的发挥也要靠五脏六腑之精的滋养，因此有"瞳孔属肾，黑眼球属肝，白眼球属肺，目内外眦属心，上下眼睑属脾"的说法，后来就形成了"五轮学说"。因此，如果临床中遇到眼睛的某个部位改变的现象，就需要考虑，是不是局部对应脏腑的问题。

肝于志而言，中医讲"在志为怒"。

日常生活中，人们对于"肝火"这个词语比较熟悉。而"动肝火"，或者"肝火大动"等，一般是形容一个人动怒的状态。怒，是人在情绪波动时的一种情志变化，由肝血、肝气所化，所以中医才说"肝在志为怒"。值得注意的是，怒并不是完全不好，在一定限度内的发泄，反而有助于协调人的情绪的平衡。但正如常言所说，所有的事情都要有一个度。如果大怒或者郁怒不解，对于人体自身就是一种不良的刺激，既可能引起肝气郁结、气机不畅，进而导致精血津液运行不畅，甚至形成痰饮、瘀血等病理产物；又可能因为肝气上逆，血随气逆，导致晕厥。

肝于液而言，中医讲"在液为泪"。

泪，按照中医理论，它是肝精肝血所化，从目中流出。泪具有濡润、保护眼睛的功能，正常情况下是不外溢的。人除了伤心会流泪之外，当异物进入眼睛的时候，眼泪的分泌量也会增加，如此一来，就会起到清洁眼睛、排出异物的作用。一个人如果长期熬夜，就会发现自己两目干涩，干涩就是一种不能濡润的感觉，而濡润眼睛的是泪。由此可见，熬夜伤精伤血，进而影响到了泪的形成，因此才会出现干涩的感觉。

肝于时而言，中医讲"与春气相通应"。

中医认为，肝在五行职中属木，为阴中之阳，与春气相通应。肝与春气相通应，所以中医才会提出，在养生的时候，要顺应春气的生发和肝气的畅达之性，比如清淡饮食、陶冶情操、控制不良情绪、力戒暴怒忧郁等。

第五节 五脏之肾

肾位于腰部脊柱两侧，左右各一。肾的主要生理功能有三。

其一，藏精，主生长发育生殖与脏腑气化。

肾藏精，是指肾贮存、封藏精的生理功能。前文已述，精分为先天之精和后天之精。先天之精来源于父母的生殖之精，与生俱来，藏于肾中；后天之精，是食物经脾胃吸收转化，向四周布散，也就是中医所说的"灌溉四傍"，因此也会布散到肾中。所以，肾所贮藏的精包含先天之精和后天之精两个部分。

同时，肾主生长发育和生殖。《黄帝内经》中针对男子和女子的生长周期有过明确的论述。如今虽然人类的寿命在逐渐延长，但这种生长发育、生殖的规律依然存在，而且在这个过程中，肾精、肾气起到了很重要的作用，可以说是贯穿人体的生、长、壮、老、已的生命过程的始终。肾藏精，肾精化生肾气，肾精足则肾气充足。

在生殖能力方面，肾精、肾气充盛到一定程度，就会化生天癸。天癸至，则女子月经来潮，男子排精，这说明性器官已经成熟，人具备了生育能力。女子一直到 35 岁之前，男子一直到 40 岁之前，肾精、肾气都保持着不断充盈的状态，以便于维持生殖机能；中年以后，肾精及肾气逐渐衰少，天癸亦随之衰减，以致竭绝。没有天癸的激发，生殖机能就会逐渐减退，生殖器官就会日益萎缩，直至最后人体丧失生殖功能进入老年期。因此在临床上，生长发育迟缓、生殖机能低下等疾病的治疗，是可以从肾入手的。

在脏腑气化方面，肾也扮演着非常重要的角色。脏腑气化是指由脏腑之气的升降、出入运动，推动和调控着各脏腑、形体、官窍的生理机能，进而推动和调控着机体的精、气、血、津液各自的新陈代谢及其与能量的相互转化的过程。肾精、肾气在推动和调控脏腑气化过程中起着极其重要的作用。

肾气是脏腑之气的根本，来源有二：一则肾精所化，二则一身之气分布到肾的部分。它与元气的概念大致相同，分为肾阴、肾阳两种成分，肾气所分化的肾阴为元阴、真阴，所分化的肾阳为元阳、真阳。肾阴、肾阳对立统一，协调共济，则肾气冲和畅达。

肾阳为一身阳气之根本，"五脏之阳气，非此不能发"，具有推动、激发和温煦的作用：推动、激发脏腑经络的各种机能，温煦全身脏腑、形体、官窍。从而促进精、血、津液的化生和运行输布，加速机体的新陈代谢，并激发精、血、津液化生为气或能量，这就是所说的"有形化无形"的过程。

肾阴为一身阴气之源，"五脏之阴气非此不能滋"，具有抑制、调控和凉润的作用：抑制和调控脏腑经络的各种机能，凉润全身脏腑、形体、官窍。进而抑制机体的新陈代谢，调控机体的气化过程，减缓精、血、津液的化生及运行输布，这样产热就会减少，并使气凝聚成形而为精、血、津液，完成"无形化有形"的生理过程。

肾精以先天之精为主，可称为元精或真精。因为生理上肾之精、气、阴、阳与他脏之精、气、阴、阳，存在相互资助、相互为用的动态关系，所以病理上也会出现相互影响的表现。

其二，主水。

此处所说的肾主水，主要是肾气的作用：即肾气具有主司和调节全身水液代谢的功能。它主要体现在两个方面：

第一，肾气对参与水液代谢脏腑的促进作用。前文讲过水液代谢的过程，因此知道要完成水液代谢，不是单靠一个脏腑就可以完成的，而是要靠肺、脾、肾、胃、大肠、小肠、三焦、膀胱等脏腑共同参与完成。其中，肾气、肾阴、肾阳对各脏腑之气及其阴阳具有资助和促进作用。正是这些作用，参与到了机体水液代谢的各个环节。这类似于前方军队要打仗，必须要有粮草供给，参与水液代谢的各脏腑，它们功能的发挥就像前方的军队，肾气、肾阴、肾阳对它们的资助和促进就等同于粮草。

第二，肾气有生尿和排尿的作用。

《黄帝内经》中关于水液代谢提出的方法为"开鬼门、洁净府、去苑陈莝"，即发汗、排尿、通大便三种方法，被称为"治水三大法"。所以尿液的生成和排泄是水液代谢的一个重要环节。各脏腑、形体、官窍代谢后产生的浊液，通过三焦水道下输于肾或膀胱，在肾气的蒸化作用下，分为清、浊两部分，浊者化为尿液，在肾与膀胱之气的推动作用下排出体外，这就是《黄帝内经》中提到的"膀胱者，州都之官，津液藏焉，气化则能出矣"。这里的"气化则能出矣"，就是指肾的气化作用。膀胱的尿液，只有在肾的气化作用下才可以排出体外。所以，当遇到小便不能顺利排出的患者的时候，就要考虑到是不是肾的气化作用受到了影响。

其三，主纳气。

很多人会有这种感觉，气体通过鼻孔进入体内之后，会觉得气到不了底，需要做深吸气的动作。但这种情况并不是一直都会出现，平时人们是感觉不到的。这是因为对于呼吸深度的保持，也是有人体器官参与进去的，而这个人体器官就是肾。肾主纳气，意思就是肾气有摄纳肺所吸入的自然界清气，保持呼吸的深度，防止呼吸表浅的作用。肺是司呼吸的，呼出气体靠肺气的宣发作用，吸入气体靠肺气的肃降作用，通过肺吸入的清气下达于肾，而下达的过程必须有肾的摄纳潜藏发挥作用，这样更有利于气体的交换。所以有一种说法叫"肺为气之主，肾为气之根"。当人们自我感觉呼吸总是需要有深吸气的动作才舒服，或者明显觉得呼出的多吸入的少，运动量轻微增加就要大口喘气等，就要考虑会不会是肾的摄纳出了问题。

如同其他内脏一样，除了生理功能，肾还有自己的生理特性。

肾的生理特性，简单总结为四个字："主蛰守位。"这里的蛰，意思是潜伏、隐藏。肾主蛰，是对肾潜藏、封藏、闭藏机能的高度概括。无论是肾的藏精，还是肾的纳气，抑或是肾的主生殖，都是肾主蛰的具体体现。守位，是指相火（肾阳）涵于肾中，潜藏不露，从而发挥其温煦、推动等作用。

提到相火，中医对人体各部位的火有独到的称法。心之阳气，心之生理之火，称为心火，亦称为君火。相对于君火（心火），其他脏腑之火（阳气）都为相火，相火以其所在脏腑不同有不同的称谓，例如肝之相火称为雷火，肾之相火称为龙火。所以君火和相火是一对概念，君火在心，以清明为要，相火在肝肾，以潜藏守位为要，二者各司其职，则人体会感觉舒服。而在生理状态下，各脏腑的阳气称为"少火"；在病理状态下，各脏腑的亢盛之火称为"壮火"。

与五脏的其他脏器一样，肾与体、窍、志、液、时也有着密切的关系。

肾于体而言，中医讲"在体合骨，生髓，其华在发"。

一个孩子在生长发育过程中，外在的身高往往会被作为一种观察指标，以此来看这个孩子的年龄和现在发育时段是否匹配，医学上也有通过拍骨龄片的形式来进行评估。中医认为，肾主骨生髓，实际是肾精、肾气促进机体生长发育功能的具体体现。肾藏精，精生髓，髓居于骨中称为骨髓，而骨的生长发育，有赖于骨髓的充盈及其所提供的营养。所以在孩子生长发育期间，需要鼓励孩子早点睡觉，因为脑为髓海，精血同源，早点睡觉会减少伤精耗血的程度。而肾精充足，骨髓生化有源，得到髓的滋养的骨骼，才可以生长且坚固有力。相反，老年人之所以有骨质脆弱，容易骨折等诸多表现，是因为早在《黄帝内经》中就提到了"女性：七七，太冲脉衰少，天癸竭，地道不通，故形坏而无子也""男子：八八，天癸竭，精少，肾脏衰，形体皆极。则齿发去"。从这两句不难看出，老年人的肾精都是相对不足的。因为肾精不足，骨髓生化无源，不能营养骨髓，便会导致骨骼不够坚固有力。牙齿也是如此，牙齿与骨的相似之处就在于它也是由肾精充养的，故称"齿为骨之余"。这就是为什么中医讲"肾在体合骨，生髓"。

一个人如果长期熬夜，用梳子梳头发的时候，可能会发现头发掉落的量有了增加；一个人如果在一段时期由于种种原因，每天大脑都处在高强度运转的状态，可能也会发现头发掉落的量比以前增加。究其原因，首先中医上讲"发为血之余"，因此熬夜伤血的话，就会出现脱发；其次，脑为髓海，当高强度用脑时，也会出现脱发。由此可见脱发与精也是有关系的。肾藏精，精化血，精血旺盛，则毛发粗壮而润泽。这就是中医所说的"其华在发"。所以，发之生长与脱落，润泽与枯槁，与肾精的盛衰有着密切的联系。

肾于窍而言，中医讲"在窍为耳及二阴"。

一个普遍的现象，就是不少步入老年阶段的人，听力会下降，也就是俗称的"耳背"。这是因为老年人的肾精、肾气都相对不足。那么缘何肾精、肾气不足，就会听力下降？是因为作为听觉器官，耳的听觉功能灵敏与否，和肾精、肾气的盛衰密切相关。所以在《灵枢·脉度》里就提到"肾气通于耳，肾和则耳能闻五音矣"。因此临床中常以耳的听觉变化，作为判断肾精及肾气盛衰的重要标志。但值得注意的是，并不是所有听力的问题，都可以归因于肾，器质性问题是一方面，如果没有器质性问题，耳的周围也是有其他经络循行的，因此在临床上一定要综合判断。

二阴，指的是前后二阴，前阴指的是排尿和生殖的器官，后阴是指排泄粪便的通道。尿液的生成及排泄必须依赖肾气的蒸化和固摄作用的协调，所以当出现尿频、遗尿、尿闭等小便异常的表现时，就要考虑肾的相关功能是否下降了。

在生殖的器官方面，于男子而言，精窍和尿窍合而为一（为阴茎），在女子则有尿道口、阴道口之分，阴户和阴道主房事和生殖，因为男女交媾的通道为阴道，精子经过阴道才能到达子宫，进而精卵结合，完成受孕。也就是说，生殖功能与肾精、肾气都相关。

肾于志而言，中医讲"在志为恐"。

恐是情志活动的一种，与肾的关系最为密切。正常限度内的恐，对身体是没有损害的，但如果超过一定的限度，就会产生不好的影响。从中医上来说就是"恐则气下"，肾藏精，位于下焦，肾精化生肾气，必须通过中上二焦，才能布散全身。如果恐伤了肾，就会使肾气不得上行布散，反而向下走。

肾于液而言，中医讲"在液为唾"。

唾，是唾液中较稠厚的部分，它多处于舌下，由肾精化生，经肾气的推动，沿足少阴肾经，从肾向上经过肝、膈、肺、气管，直达舌下金津、玉液二穴，分泌而出。涎则是由脾精所化，出自两颊，质地较清晰，可以从口角流出。所以，当发现口角不自主流涎，或者流涎次数较前增多时，多从脾论治；唾较前明显增多，且流出次数增多时，多从肾论治。

肾于时而言，中医讲"与冬气相通应"。

冬天，整个季节呈现一派霜雪严凝、冰凌凛冽之象，自然界的某些物类，则静谧闭藏，这与肾的封藏的特性相合。根据中医"同气相求"的原理，以肾应冬。所以在指导养生时，中医鼓励早睡晚起，保证充足的睡眠，同时食用补阴潜阳的膳食或药物，以利于阴气的充实。同样，如果一个人素体阳虚，或久病伤阳，则多在冬季发病，因此可以采用诸如"三九灸"之类的预防手段。

☙ 第六节　六腑

六腑是胆、胃、大肠、小肠、三焦、膀胱的总称。六腑共同的生理特点是受盛和传化水谷，因而其气具有通降下行的特性，每一腑都必须适时排空其内容物，才能保持六腑通畅，机能协调，即中医所说的"泻而不藏""实而不能满"，所以有"六腑以通为用，以降为顺"的概念。接下来，分别来进行讲解。

一、胆

胆居六腑之首，又为奇恒之腑，其核心是功能似脏，形态似腑，胆的形态结构与其他五个腑相同，都是中空有腔的管状或囊状器官，所以它为六腑之一。但是，胆与饮食水谷不直接接触，只是排泄胆汁入肠道，从而达到促进食物消化吸收的作用，同时胆汁又贮存在胆中，与五脏藏精气的特性相似，所以说胆功能似脏。

有个成语叫"肝胆相照"，比喻以真心相见。中医学上，肝胆也是互为表里的一对脏腑，也是"真心相见，彼此影响"。在生理位置上，胆位于右胁下，附于肝之短叶间，经络关系上，胆与肝由足少阳经和足厥阴经相互络属，构成了表里关系。

胆的主要生理机能有二。

其一，贮藏和排泄胆汁。

在前文讲肝的时候，提到胆汁是肝之余气凝聚，或肝血化生，胆汁生成之后，进入胆腑，交由胆腑浓缩并贮藏。当食物从口进入胃以后，下行到肠，胆汁在肝气的疏泄作用下排泄而进入肠中，从而促进饮食水谷的消化吸收。因此肝胆疏泄失常，胆汁排泄受阻，会导致厌食、腹胀、腹泻、不喜油腻等症状。例如见到患者身黄、目黄、小便黄，且黄色鲜明如橘皮样，这就是所说的"阳黄"的表现，原因即为湿热蕴结肝胆。

其二，主决断。

胆主决断，是指胆具有判断事物、做出决定的作用。胆的这个机能，对于防御和消除某些精神刺激的不良影响，以维持精、气、血、津液的正常运行和代谢，确保脏腑之间的协调关系，有着很重要的作用。

二、胃

胃是对食物进行消化吸收的重要脏器，中医上有"太仓""水谷之海"之称。胃位于腹腔上部，上连食道，下通小肠。

胃有两大主要生理机能。

其一，主受纳水谷。

顾名思义，受纳水谷就是接受和容纳饮食水谷的作用。整个过程是这样的：食物经过口腔，进入食道，再经过贲门到达胃部，在胃中暂存，这类似于收了粮食放在粮仓里，到时候按需选用，所以中医称胃为"太仓"。进入胃中的食物，经过一系列的作用，被人体吸收，转化成人体所需的精、气、血、津液，所以又称胃为"水谷气血之海"。所以，一个人可以通过观察自己吃饭的多少，以及是否想吃东西，来观察自己的胃气受纳水谷的功能的强弱。

其二，主腐熟水谷。

如果食物到了胃中不消化，人就会想打饱嗝，甚至会觉得嘴里有酸味，胃里有堵塞感，但是正常的时候并不会出现。这是因为食物进入胃以后，胃气会将饮食物初步消化，形成食糜，分成两个部分，精微物质被吸收，由脾转输并营养全身，未被消化的食糜，通过胃的下口"幽门"，下传到小肠进一步消化。但要注意的是，胃气的受纳、腐熟水谷功能，必须与脾气的运化功能相互配合，纳运协调才能将水谷化为精微，进而化生气、血、精、津液，供养全身。因此，如果一个人不想吃东西，食物进入胃中也不消化，要从脾胃两方面考虑。这也是中医整体观的一种体现。

同时，胃的生理特性有二。

其一，胃气通降。

胃气通降，是指胃气的向下运动以下传水谷及糟粕的生理特性。值得注意的是，胃气通降并不仅是作用在胃部，主要体现在食物的消化和糟粕的排泄过程：1）我们能把东西吃进去，不会上逆，也就是饮食物入于胃，胃容纳而不拒之。2）经胃气腐熟作用形成的食糜，可以下传到小肠，进行下一步的消化。3）食物残渣下移大肠，形成粪便。4）形成的粪便有节制地排出体外。由此可见，胃气的通降作用，参与到了整个食物消化吸收的过程。而且，胃气降的是浊，胃的降浊功能正常是胃受纳的前提。不少人都有过这样的体验：如果吃多了，但不消化，就不再想吃东西，放在嘴里都难以下咽，这就是上面这个理论的体现。所以藏象学说以脾胃之气的升降运动来概括整个消化系统的生理机能。脾升胃降，共同促进食物的消化吸收。

其二，喜润恶燥。

前文讲过，脾的生理特性是喜燥恶润，胃与之相反，喜润恶燥。这是指胃需要保持充足的津液以利食物的受纳和腐熟。或许有人会讲，胃的受纳和腐熟不是靠胃气的推动和蒸化的吗？和胃中津液又有什么关系？事实上，胃中津液也和饮食的受纳和腐熟有关系，只有胃中的津液充足，才能维持其受纳腐熟和通降下行的特性。例如，有人明明很饿，但又不想吃东西，这就是因为胃阴不足，导致食物受纳受影响的表现。这也提示在临床上治疗胃病的时候，比如患者嘴里有臭味，胃部像有一团火在其中烧灼一样，吃了东西没过多久就饿了，这说明有胃火，本着"热者寒之"的原则，就要清胃火。但值得注意的是，清胃火肯定要用苦寒泻下之剂，不过也应该本着中医讲究的"中病即止"的原则，只要实热燥结被祛除就可以了，太过则容易伤津化燥。这也是中医常见的一种理念：适度就好。

在这里单独说一个概念，即胃气，它的含义主要包括以下四种：

一是指推动胃或胃肠道的运动以发挥受纳腐熟水谷功能的一类精微物质，是一身之气分散到胃的部分，具有受纳、腐熟水谷的功能，具有"以通降为顺，喜润恶燥"的特性，为食物的消化吸收奠定了基础。

二是脾气与胃气的合称，也就是常说的"中气"，中医就有一些针对性的治法诸如"理气和中、消食和中"等。中气影响到整个消化系统的机能，直接关系到整个机体的营养来源，因此在临床治疗中要注意保护此气不受损伤。

三是指水谷之气。即水谷精微所化生的水谷之气。

四是指代一身之气或正气。

那么，在临床上该怎么认识这四种说法呢？在临床中，胃气多指的是第一种含义。当然，关于中气的概念也是经常用到的，但有关中气，知道指代的是脾气和胃气就够了。

三、小肠

小肠位于腹中，包括十二指肠、空肠和回肠。前文提到，胃通过下口"幽门"，与小肠相连，将初步消化的食糜传到小肠，食物在小肠中进一步消化吸收。而小肠的下段与大肠在阑门相接，主要生理机能是主受盛化物和泌别清浊。

其一，主受盛化物。

受盛化物分开来看，一为受盛，一为化物，因此受盛化物有两个方面的含义：小肠上口是通过幽门与胃相连的，所以小肠受盛的对象就是在胃中初步消化下传来的食糜，即为受盛；而食糜进入小肠之后，并不是原地不动的，而是要在小肠和脾气的共同作用下，对食糜进行进一步消化，化为糟粕和精微两个部分，这就是化物。

其二，主泌别清浊。

承接上述的化物。化物的结果，就是分为清浊两部分，清指水谷精微和津液，浊指食物残渣和部分水分。如果小肠功能正常，则能正常地把清浊分开，清者被小肠吸收，经过脾气的转输作用，输送到全身，津液和水谷精微融合成液态物质，其中较清的部分上输于肺，在肺的宣发、肃降作用下，布散到全身皮毛肌腠和内在脏腑。因为小肠参与了水液代谢，所以中医又称"小肠主液"。浊者则通过阑门下传到大肠。因此如果小肠泌别清浊的功能正常，则水液和糟粕各走其道，二便就正常；如果清浊不分，那就会出现腹泻、便溏等表现。所以才会有"利小便实大便"的方法，这就是"小肠主液"

理论在临床中的应用。

四、大肠

大肠位于下腹部，上通过阑门与小肠相连，下端与肛门相连，包括结肠和直肠。到达大肠这里，水谷精微基本被吸收完成，大肠要进行的就是对食物残渣中水液的吸收。

大肠有两大生理功能。

其一，主传化糟粕。

大肠通过阑门与小肠相连，所以小肠中浊的部分顺其自然地传达到大肠里。大肠仅仅对食物残渣中的水液进行进一步吸收，最后形成粪便，在大肠之气的作用下，经过肛门排出体外。所以如果大便本来一日一次，最近变成两天一次，且便质变得干燥了；或者大便次数虽然没有变化，但是便质明显变稀了，这就说明大便中的水分少或多，大肠的传化糟粕的功能产生了异常。

其二，大肠主津。

大肠的作用之一是吸收从小肠接受的食物残渣里面的水分。举个日常生活中常见的例子，洗衣服时，洗衣机上有一个选项叫"脱水"，衣服经过脱水操作之后，就会变得干燥，再略微晾晒，就会完全干透。同理，大肠将食物残渣中的水分重新吸收之后，也会让原本的食物残渣更加干燥，这就是为什么把这个过程称为"燥化作用"。又因为大肠以这种方式参与了机体的水液代谢，所以说大肠主津。如果本该吸收的水分，没有被充分吸收，就会跟随食物残渣，通过粪便一起排出体外，这时大便会比正常时候稀，甚至呈水样；相反，如果食物残渣中的水液被吸收之后，又被热邪熏灼了一番，使食物残渣中的水液进一步减少，这时候排出的粪便就是干燥的，并且排出的时候会费一些力气。由此可以判断大肠功能是否正常。

五、膀胱

通过前文所述水液代谢的内容，便知道水液一部分被吸收，经过代谢的浊液，要排出体外，而小便是人体每天都会排出的，它也是水液代谢中排出体内的浊液的重要途径。如果一个人最近着凉或者上火了，有时候就会发现小便的次数增加了，但每次的量却减少了，正常状态下则不会发生。这是因为膀胱具有贮存尿液的功能，所以正常时不是有了尿液就要立即排出，而是先贮存在膀胱里，到了一定量才会排出来。这就是膀胱的定义，即"贮存和排泄尿液的器官"。膀胱位于腹部，在女性来说是在子宫的前面，在男性来说，是在大肠之前，下连尿道，开口于前阴。

膀胱的生理功能就是贮存尿液和排泄尿液。

正如前文所述，膀胱中的尿液是按时排泄的，由肾气和膀胱之气的激发和固摄作用调节。肾气固摄，膀胱激发，如果它们之间的调节失衡，就会出现小便的异常，比如尿频、尿不尽、尿液不出等。

六、三焦

三焦是上焦、中焦和下焦的合称。三焦的两种不同的含义，作为六腑之一的三焦，有其特定的形态结构和生理机能，有名有形；三焦作为人体上中下三个部位的划分，则是有名无形的，但具有生理机能和生理特点。下面对二者分别进行讲述。

（一）六腑之三焦

三焦，经过多年的研究和考证，大多数认为是指腹腔中的肠系膜及大小网膜等组织，这些组织充填于腹腔脏腑之间，结构比较松散，能渗透水液，可为胃肠中水液渗透到膀胱中的通道，和六腑的形态是相似的。因此六腑之一的三焦，其机能是疏通水道、运行水液，这就是《素问》中所说的"三焦者，决渎之官，水道出焉"，但其实临床中不太会用到原理性的内容，只要知道三焦具有疏通水道、运行水液的功能就可以了。

（二）部位之三焦

这个"部位之三焦"，在临床中还是很常用的。

上焦，是指膈肌以上，包括心、肺、头面部、上肢。上焦的生理特点是主气的宣发和升散，宣发的是卫气，布散水谷精微和津液以营养滋润全身。但并不是说上焦之气不是有升无降的，而是"升已而降"，就好像沐浴用的花洒，把水调到上面，开启之后，水就自然流下来。所以中医才会形容为"上焦如雾"。

中焦，是指膈肌以下，脐以上的上腹部，包括的脏腑有脾、胃、肝、胆等。因此中焦主要承担的作用就是消化、吸收并输布水谷精微和化生血液。关于饮食物的消化吸收，以及血液的化生，水谷精微的输送前文均已讲过。从中焦的功能来看，它就如同开车必须经过的加油站，只有在这里加满油，才能发挥相应的功能，所以中医才有一种说法叫"中焦如枢"。这里有一点需要说明的是，在三焦辨证中，提出肝属于下焦，临床上对于肝，也多做下焦脏腑论。

下焦，是指脐以下的部位，包括大肠、小肠、肾、膀胱、女子胞、精室等，当然也包含下肢。从这些器官就不难看出，下焦的作用主要就是排泄糟粕和尿液，所以有一种说法叫"下焦如渎"。

第七节　奇恒之腑

奇恒之腑即脑、髓、骨、脉、胆、女子胞。之所以称为奇恒之腑，就是因为其形态似腑，而功能似脏，主藏精气而不泻。胆，前文已经讲述，因此略过。

一、脑

中医认为，脑为髓之海，因此脑又名"髓海"，是精髓和神明汇集发出之处，它又被称为"元神之府"。

脑的主要生理功能有三。

其一，主宰生命活动。

前文已述，脑又被为"元神之府"。所谓元神，可以用元气来类比。元气是先天之气为主的，元神也与之类似。元神是由先天之精所化，先天元气充养，因此又称为"先天之神"。脑的主宰生命活动主要靠元神。

其二，主司精神活动。

精神活动，包括思维、意识和情志活动等。当一个人还是小孩子的时候，只会通过哭闹的方式来表达自己的需求，随着年龄的增加，受教育程度的不断提高，渐渐地学会了怎么处理问题，形成了自己学习和处事的思维，这就是中医所说的"识神"。当一个人不再是小孩子，就会自然地加入社会这个大环境中，因为每个人不同的生活环境和社会背景，他们面对不同的事情，就会产生不同的情志活动，并且以不同的方式表达出来。因此认为情志活动是人对外界的情绪反应，与人的情感、欲望等身心需求有关，所以属于中医所说的"欲神"的范畴。意识则是感觉、思维等各种心理过程的总和。那么脑主司精神活动，简单理解为人们之所以能够精神饱满、思维灵敏、拥有正常的记忆力、情志正常等，这些都说明脑主精神活动的机能正常，而这个正常的机能基于精髓充养。

其三，主司感觉运动。

众所周知，感觉包括听觉、嗅觉、味觉、视觉等，而与这些感觉有关的，有目、舌、口、鼻、耳等器官。而中医认为，虽然这些器官都是五脏的外窍，但因为皆位于头面部，且与脑相通，所以与脑也有着密切的关系。脑主元神，神能驭气，气能令肢体运动。如果髓海充盈，主感觉运动的机能就正常，机体则视物精明，听力正常，嗅觉灵敏，运动正常，轻松多力。

生理功能之外，脑与脏腑、精气有着密切的关系。

脑为髓之海，而肾主骨生髓，所以脑是和肾是有关系的。又因为其他脏腑的精气会不断充养肾中所藏的先天之精，所以脑和其他脏腑也是有关系的。

脑又主司精神活动，但是中医还有"五神脏"的说法，也就是神、魂、魄、意、志分别由五脏所主。脑的总司和五脏的分主，协调配合，一个人才有了正常的情志活动。这也是与脏腑的关系之一。

二、女子胞

在前文讲膀胱的时候，提到对于女性来说，膀胱在子宫的前面。

而子宫在中医又叫"女子胞""子脏""子处"等。女子胞呈倒置的梨形，下口与阴道相连，它是女子的内生殖器官。

女子胞的主要生理机能有二。

其一，主持月经。

月经，是女子生殖细胞发育成熟后周期性子宫出血的生理现象，具有一定的自限性。所谓自限性就是到时间它是可以停的。月经的正常来潮，是脏腑、经脉、气血和天癸作用于胞宫的结果。胞宫需要保持正常的形态结构，当然有的机体会呈现双子宫、双阴道等，这种结构也是不影响月事的正常来潮的。

其二，孕育胎儿。

每个新生命来到这个世界上，都是经过母亲十月怀胎的，上面所述的月经按时来潮，为孕育生命提供了基础，因为月经有自限性的前提就是正常的排卵。在正常状态下，下次月经的前14天是排卵的时间，排出的卵子和精子结合，经过输卵管的运输，种植于宫腔的时候，就开始了一个小生命的周期，而这个过程都是在女子胞中完成的，所以说女子胞具有孕育胎儿的机能。

同脑一样，女子胞也与脏腑、经脉有着密切的关系。

第一，与脏腑经脉的关系。

都说星星之火，可以燎原，还说众人拾柴火焰高，都是强调相互之间的配合，女子胞也是如此。无论是它主持月经的功能，还是它孕育胎儿的功能，都与脏腑、天癸、经脉、气血有着密切的关系，下面分别来看一下。

（一）与脏腑及天癸的关系

女子以血为本，月经也是为血液所化，那么血液的生成，以及运行，就和脏腑有着密切的关系。脏腑之中，根据前文可知，心主血脉，主生血、行血，脾统血，肝藏血，肺朝百脉，主治节，肾藏精，精化血，只有这些脏腑功能正常，血脉流畅，血海充盈，才能保证月经的通调。

天癸前文也说过，是肾精肾气充盈到一定程度在体内出现的一种精微物质，本身具有促进生殖器官发育成熟、女子月经来潮及排卵。正如《内经》中所说的："女子二七而天癸至，任脉通，太冲脉盛，月事以时下，故能有子。"值得一提的是，天癸在男性中也是存在的，并且具有促进男子精气溢泻的作用，正如《内经》中所说的："男子二八，肾气盛，天癸至，精气溢泻，阴阳和，故能有子。"

（二）与经脉的关系

女子胞与十二经脉以及奇经八脉中的冲、任、督、带都有密切的联系。尤其是冲、任、督、带四条经脉关系更为密切。一方面，它们在经脉的巡行上都是直接和女子胞有联系的，冲脉、任脉、督脉同起于女子胞，相互交通，这也就是中医通常所说的"一源三岐"。而带脉的环行于腰腹部，下系于胞宫，具有约束纵行诸经的作用。

另一方面，此四条经脉在功能主治上也直接体现出了与女子胞的密切关系。冲脉素有血海之称，是因脏腑经络之血皆下注冲脉。正因为冲为血海，蓄溢阴血，胞宫才能泄溢经血，孕育胎儿，完成其生理功能。

任脉为阴脉之海，蓄积阴血，为妇人妊养之本，任脉通畅，则月经如常，方能孕育胎儿。所以在任脉的功能里，中医说"任主胞胎"，而在《内经》中提到"女子二七而天癸至，任脉通，太冲脉盛，月事以时下，故能有子"，这一方面体现了冲脉任脉在女子月经及孕育胎儿中的作用，另一方面也说明了冲任二脉相资，方能有子，所以胞宫的作用与冲任二脉关系更加密切。

督脉为"阳脉之海"，任脉为"阴脉之海"，二者同起于胞宫，经脉循行方面一条行于身后，一条行于身前，并于龈交会。二者经气循环往复，沟通阴阳，调摄气血，并与肾相通，运行肾气，从而维持胞宫正常的经、胎、产的生理活动。

"带脉下系于胞宫，中束人身，居身之中央"，说明了带脉既可以约束、统摄冲任督三经的气血，同是又具有固摄胞胎的作用。

十二经脉相对于胞宫而言，则有着直接或者间接的联系，间接的联系体现在十二经脉的气血通过冲脉、任脉、督脉灌注于胞宫之中，从而成了经血之源、胎孕之本。而直接的联系则就是经脉循行过程中经过胞宫，无论怎样都是能够促进女子胞完成其生理机能。

三、髓、骨与脉

骨，有着贮藏骨髓，以及支撑形体的作用。

脉，即脉管。中医又称之为"血脉""血府"等。脉的生理特性有两个。其一，运行气血。气血在脉中循环运行，贯注人体全身，脉从中起着约束和促进的作用，从而让气血按照一定的轨道和方向正常运行。其二，传递信息。中医其中一个重要诊察手段，就是号脉。脉象，能够传递出非常重要的信息。人体的气血、阴阳等信息，都可以通过脉象传递出来。

脉与脏腑之间的关系之中，首先是心主脉。心主持人体全身的脉管以及其中的血液，推动血液在脉中循行。其次，肺、肝、脾与脉也有紧密联系。中医认为，肺朝百脉；肝主藏血，调节血量，而血与脉紧密相连；脾主统血，让血液不溢出脉外。

髓，包括两个方面，即骨髓和脊髓。中医认为，髓是由肾精所化生，它与脑相通。髓的生理功能有三。

其一，充养脑髓。

中医认为，髓是以先天之精为主要物质基础，同时，通过后天之精的不断充养，分布在骨腔之中，由脊髓而上引入脑，成为脑髓。所以中医说"脑为髓海"，《素问·五脏生成》就说："诸髓者，皆属于脑。"脑有了髓的充养，脑髓便充盈，脑力因而充沛，于是一个人便会耳聪目明。《医经玉屑》说："内肾之命门，为生髓养脑之元气也。其精中之精气，上养脑神，精中之柔液，统养百骸；其液出脑，由项贯督入脊，旁络全体。"

其二，滋养骨骼。

髓在骨中，骨依赖髓得以充养。所以《类经·脏象类》说："髓者，骨之充也。"骨得到髓的滋养，则人体生长发育正常。就像《中西汇通医经精义》所说的那样："盖髓者，肾精所生，精足则髓足；髓在骨内，髓足则骨强，所以能做强而才力过人也。"

其三，化生血液。

中医认为，精与血可以互生，精生髓，髓也可化血。在中医理论之中，很早就认识到，骨髓是造血的器官，髓可生血，精髓是化生血液的源泉。《素问·生气通天论》就说："骨髓坚固，气血皆从。"

髓，在与五脏的关系之中，跟肾最为密切。《素问·痿论》就说："肾主身之骨髓。"中医认为，髓盖由肾精所化生。因此反过来，肾中精气的盛衰与髓的盈亏也有着密切的关系。同时，髓的盈亏，跟脾胃也有关，因为脾胃化运水谷精微，而水谷精微可化血。

第八节　脏腑之间的关系

有一句古语叫"麻雀虽小，五脏俱全"，比喻事物的体积或规模虽然很小，具备的内容却很齐全。其实它也说明了五脏对于一个生物的重要性。对于人体而言，是以五脏为中心，与六腑相配合，以精、气、血、津液为基础，通过经络的联络作用，使得脏与脏之间、脏与腑之间、腑与腑之间、脏与奇恒之腑之间产生联系，将人体构成一个有机的整体。这就像如今人类非常熟悉的电脑，有显示器、主机箱、键盘、芯片等，通过连接线把它们组合到一起，而后才能让显示器显示人们想看的内容，键盘可以经过操作输入文字，主机箱才可以发挥其相应的功能。人体也是如此，只有这些脏腑之间的关系协调统一，才能更好地发挥其作用，所以明白它们如何配合工作，如何相互制约，如何相互依存，如何相互协同，如何相互为用，就显得尤为重要。

一、脏与脏之间的关系

只有五脏本身的生理机能正常，对于五脏本身特定的病理变化熟知，才能谈脏与脏之间的关系。谈到五脏之间的关系，有人会说，五脏分属于五行，五脏之间的关系是不是就是五行之间的关系？这个问题的答案为："是，但不完全是。"实际上，除了要熟悉五行角度上五脏之间的关系之外，还要注重五脏的精气、阴阳及其生理机能之间的相互制约、相互为用、相互滋生、相互协调。

具体而言：

（一）心与肺

心肺同居上焦，二者联系的媒介之一是宗气。宗气是呼吸之清气外加谷气，相合生成的，一方面推动肺的呼吸，一方面促进心脏推动血液的运行。宗气连接下的心与肺，是相互影响，同时又是相互制约的。如果心气不足，心阳不振，宗气就要更多地服务于心，久而久之就导致肺气不足了。另一方面，中医讲"肺朝百脉"，人体全身的血液都要通过百脉，经过肺的呼吸作用，实现体内清浊之气的交换。总而言之，心肺的相互关系，就是血液运行和呼吸吐纳之间的协同调节关系。

（二）心与脾

中医临床上有一种证候叫"心脾两虚"，最典型的治疗方剂就是归脾汤。这里的心脾两虚，顾名思义，指的就是心血虚和脾气虚。这就是心与脾的关系的一种体现。因为在前文讲述血的生成时就提到过，血液的化生要靠脾运化的水谷精微，经过脾气的运输上奉到心火，化赤为血，这就是血液生成方面心与脾的协调作用。所以只有脾气健旺，血的原材料才能充足供应，从而使得心神得到供养。因此，当一个人感觉到四肢无力，无论做什么都提不起精神，总是能感觉到心跳加快，躺在床上不能很快地入睡，即使睡着了也是经常做梦等，一旦这些现象出现的时候，就要判断，是不是机体心脾两虚了。在血液的运行上面，心与脾之间也是需要配合的。正常情况下，人体是不会出血的，人们可以清晰地看到自己手上的血管，血液就是在血脉中运行的。而要保证血液在脉中正常运行，需要心气的推动，从而保证血液运行畅通而不迟缓，脾气则发挥其统摄的功能，以保证血液规规矩矩地在脉里，不溢出脉外。在心气的推动和脾气的统摄共同作用下，血液才得以在脉中正常运行。以上就是心脾之间的关系。

（三）心与肝

心与肝的关系主要表现在行血与藏血，以及精神调节两个方面。

第一，血液运行方面。

肝具有贮藏血液、调节血量的作用，暂时用不到的血液就全部存放在肝这个仓库里，当机体发出信号："这里需要增加血液供应。"此时，肝就接受了指令，"开闸放出足量的血到供应地"；当机体发出信号："这里血液有一部分应用不到，请尽快处理。"此时肝就接受了指令，"开启回收血液模式"。如果肝在这方面的功能正常，有利于心行血机能的正常发挥。因为肝会随着人体的生理需求调节血量，使得心需要运行的血液的量是充足的，但不会承担多余的负担，所以在某种程度上，肝起着保护着心的行血作用。而心血充盈，心气旺盛，人体的血液才能正常运行，暂时用不到的血液，于是被运行到肝贮藏起来，形成中医所说的"肝有所藏"，其他部位需要血液的供应，肝所藏的血可以顺利地运行过去。

这里的血是指人体全身的血液。心血，广义上是指心所主的运行于心与血脉中的血液，包括了狭义上运行于心脏自身的血液，也包含了心脏以外血脉中的血；肝血，则是指贮藏在肝脏内的血液。因此心血和肝血，基本上包括了人体全身的血液，因此全身血液的亏虚，也主要表现在心血和肝血的两虚。同样，如果心血瘀阻也可累及肝，肝血瘀阻也可累及心，最终导致心肝血瘀。

第二，精神调节方面。

心藏神，主宰人的意识、思维、情感等精神活动；肝主疏泄，能调畅气机，维护情志的舒畅。因此，一个人在身体处于正常状态时，心血充盈，心神健旺，有助于肝气疏泄，调畅情志，肝气疏泄有度，情志畅快，也有助于精神内守。所以人们往往在特别累的时候，不但会心烦，还会想要发怒，这就是因为心血耗损，影响了肝气疏泄，进而影响到情志的一种表现。人生气的时候还会出现中医所说的"善太息"等肝郁的表现，但如果长期处于生气、情志不舒的状态，有一部分人就会表现出心跳过速的症状。这就说明了肝气郁结与心神不安相互影响，同样心火亢盛与肝火亢逆也会相互影响。

（四）心与肾

人体处在正常状态时，心与肾的联系主要表现在"心肾相交"，而这个具体的含义要从"水火既济""精神互用""君相安位"三方面来阐述。

第一，水火既济。

心居于上焦，五行属火，肾居于下焦，五行属水。所谓水火既济，是指在正常状态下，在上的心火，要下济肾水，使肾水不寒；同样，在下的肾水，必须上济于心，使心火不亢，心与肾之间的水火升降互济，维持了两脏之间生理机能的协调平衡。如果这种平衡失去了，就会变现出中医常说的"上热下寒"。本来用于下温肾水的火不能下行，那停聚在上面就属于多出来的，于是自然就会表现出火热之相，例如牙龈肿痛，口腔溃疡等；而肾水属于阴，如果本来用于上济于心的肾水，在下边停聚得多了，阴盛则寒，就会出现腰凉、下肢怕冷等症状。所以，这时候的治疗的方法就是把应该下行的心火，引下去归于肾水，把本该上行的肾水引上去，以抑制心火。根据阴阳交感和互藏的机理，肾气分为肾阴与肾阳，肾阴上济依赖肾阳的鼓动，即肾阴在肾阳的鼓动作用下化为肾气上升济心；心气分为心阴与心阳，心火的下降需要心阴的凉润，即心火在心阴的凉润作用下化为心气以下行助肾。

第二，精神互用。

心具有藏神的功能，肾具有藏精的功能，而所谓精神互用，讲的就是精能化神，神能控精、驭气。中医认为，心藏神，是人体生命活动的主宰，而神全可以益精。肾藏精，精则是神的物质基础，精又能生髓，髓汇于脑，因此精积则神全。人的神志活动，不仅为心所主，而且与肾也有密切的关系。所以明代医论著作《推求师意》说："心以神为主，阳为用；肾以志为主，阴为用。阳则气也、火也。阴则精也、水也。凡乎水火既济，全在阴精上承，以安其神；阳气下藏，以安其志"。总而言之，肾所藏的精是神的物质基础，心所藏的神是精的外在表现，神生于精，志生于心，这就是所谓心肾交济达到精神互用的效果。

第三，君相安位。

所谓君相安位，用个通俗的例子解释，就像《三国演义》中的君是刘备，相是诸葛亮，诸葛亮要扮演好自己相的身份，辅助刘备成就大业，刘备作为君，也要懂得珍惜诸葛亮这个相，君与相都安然处于自己应有的位置，如此一来方能成功。

前文已有过讲述，在人体脏腑中有君火和相火之分，心为君火，肾为相火，也称为命门火。君火在上，心阳充盛，则相火亦旺；相火在下，是阳气之根，命火（相火）秘藏，则心阳充足。君火相火，各安其位，则心肾上下交济。

相反，如果心与肾之间水火、阴阳、精神三方面的动态平衡失调，中医称为"心肾不交"。例如一个人如果感到腰酸，但是把抱枕之类柔软的东西垫在腰部就会得到缓解，同时出现心烦、睡眠明显觉得比之前少的现象，这就是典型的肾阴虚于下而心火亢于上的阴虚火旺的表现。再如，如果一个人腰部摸上去觉得比周围的皮肤温度低，四肢水肿，自我感觉心慌或者胸闷，这就是心肾阳虚、水湿泛滥。总而言之，心、肾之阳是相互影响的。

（五）肺与脾

肺和脾的关系，主要表现在气的生成和水液代谢两个方面。

第一，气的生成。

前文已经讲述，一身之气包括元气和宗气。元气主要是先天之精化生，而先天之精的量是相对固定的；宗气则是自然界的清气和谷气共同化生的，因为人们每时每刻都在呼吸自然界的清气，每天一日三餐都要不断供应水谷精微，所以宗气的生成是源源不断的，因此一身之气的盛衰主要看宗气的生成。呼吸自然界的清气要靠肺，水谷精微要靠脾的运化和转输，这就是肺与脾在气的生成中的作用。所以中医说"肺为主气之枢，脾为生气之源"。而在五行之中，脾又为肺之母，前文在讲述五行相生相克的内容时，也讲过子病犯母、母病及子等，所以在病理上会出现脾气虚影响肺气，肺气虚影响脾气，最终导致肺脾两虚。例如，如果一个人说话声音有气无力，四肢没有力气，稍微动一动就要加快呼吸的频次，这些就是肺脾两虚的表现。

第二，水液代谢。

前文讲脏腑的时候，分析过各脏腑是如何参与水液代谢的。那么，如果单独截取肺和脾这一块，研究它们在水液代谢中的配合，则是脾气运化水液，上输于肺，经过肺的宣发、肃降将津液布散到全身，以及下输到肾和膀胱。所以，如果脾气虚，不能运化水湿，不能布散津液到肺，这些不能被及时运化走的水液和津液，就会凝聚形成痰，这就是为什么中医说"脾为生痰之源"。脾虚不能运化水液，脾为肺之母，母病及子，肺虚则失于宣发、肃降，则肺气上逆而咳，夹杂体内停聚的痰上逆就叫嗽，因此有一种说法叫作"肺为贮痰之器"。

（六）肺与肝

关于肺与肝的关系，中医里有一个很有意思的词语，那就是"龙虎回环"。它被用来形容肝与肺的关系。肝气主升，肺气主降，肝升肺降，共同调节人体全身的气机。如果肺气充足，肃降正常，则有利于肝气的升发；如果肝气疏泄，升发条达，也有利于肺气的肃降。此为二者的相互利用。有了肺降的力，能保证肝不把气升得太过；有了肝升的力，能保证肺降的力不至于太过，此为二者的相互制约。试想，如果人体只有肺的降或者只有肝的升，那气机就只能朝着一个方向运行，这样就不会有一个平衡点，而是永远偏向天平的一端。例如，如果每天阳气都充斥在人体上部，聚居于头，必定会出现头晕脑涨的症状。因此，只有肺与肝二者能在相互为用的同时，又做到相互制约，才能保持整体平衡。而在病理上，五行之中肺属于金，肝属于木，正常情况下是金克木，肺克肝。但如果肝郁化火或肝气上逆，肝火上炎，从五行的角度来说，就会出现反向克制肺的状态，即中医所说的"木火刑金"。所以人就会出现咳嗽、胸部疼痛，甚至咯血的状态。从龙虎回环的角度看，上升太过的气，要想制约住它，就要消耗掉更多用来肃降的肺气，导致肺气虚而出现肃降乏力的表现。另一方面如果肺失清肃，肺中火旺，就会过度克制肝，火旺伤阴，所以会伤肝阴，如此就会出现头痛、易怒等肺病及肝病的证候。

（七）肺与肾

肺和肾的关系主要表现在水液代谢、呼吸运动及阴阳相滋三方面。

第一，水液代谢。

肺气发挥宣发、肃降的作用，布散水液到全身的同时，也会将人体内的浊液下输到肾和膀胱，而这种宣发和肃降的作用，是要靠肾气以及肾阴、肾阳促进的。肾阳潜于肾阴之中化生肾气，肾气载肾阴上济于肺。肺性喜润而恶燥，如果肺金得润，则肺的宣发、肃降功能就会正常。而肾气所蒸化及升降的水液，也要依赖肺的宣发和肃降来参加水液代谢的过程。这就是肺和肾的相互作用。因此肺、肾功能失常，容易出现水液停滞的表现，比如水肿。

第二，呼吸运动。

肺主气而司呼吸，肾藏精而主纳气。肺可以将自然界的清气吸入肺中，参与机体元气的化生，同时可以把机体产生的浊气排出体外。在这个过程中，肺吸入的清气，想要保证一定的深度，就要靠肾的纳气功能了。那是不是说明肾的纳气就不需要肺的作用了？答案是否定的。肺气的肃降作用对于肾的纳气功能来说，是一个基础。只有肺肾协调，人体的呼吸作用才能正常。所以在临床上，肺气虚，肃降失常，与肾气不足，统摄无权，二者往往是相互影响的，以至于患者会出现气短喘促、呼吸总觉得不到底、呼出去的多吸进来的少等症状。

第三，阴阳相资。

从五行角度看，肺属金，而肾属水，肺为金之母。所以肺阴充足，下输于肾，则肾阴充足；肾阴为诸阴之本，肾阴充盛，上滋于肺，从而能保证肺阴充足。肺阴不足与肾阴不足，既可以同时出现，也可以互为因果。最终导致肺肾阴虚内热的证候。肾阳为诸阳之根，资助肺阳，共同温养肺阴，推动津液输布，则痰饮不内生。

（八）肝与脾

肝和脾的关系主要表现在饮食物的消化和血液运行两个方面。

第一，饮食物的消化。

肝主疏泄，起着调畅气机，协调脾胃升降的作用，从而进一步促进饮食水谷的运化吸收；另一方面，肝气可以疏泄胆汁到肠道，促进食物的消化，和对水谷精微的吸收和转输，而脾本身具有运化水谷精微和水液的作用，因此肝对于脾，有一定的帮助作用。那么，脾对于肝又会起到什么帮助作用呢？脾气健旺，运化正常，水谷精微充足，则气血生化有源，血液充足就能起到柔肝的作用，从而使得肝气冲和条达。这就是逍遥丸的原理。不过，在正常状态下，肝与脾能够相互促进，但是在生病的状态下，二者则是相互影响的。例如，不少人在过度生气之后，就会出现不想吃东西的现象，也就是日常生活中常见的那句话："气得不想吃饭了！"这就是因为肝气郁结，导致脾的运化功能失常，也就是中医所说的"脾气不能健运"了。反过来，如果脾气运化水湿的功能下降，湿郁日久化热，形成湿热，就会反侮肝，导致肝胆湿热，进而出现黄疸的症状。

第二，血液运行。

在血液运行的过程中，肝有藏血，调节血量的功能；脾气则生血，统摄血液在脉中正常运行。肝脏要有血可藏，首先要有血，这需要脾；肝脏要调节血量，与血液在脉中正常运行是离不开的，这也需要脾。这就是脾对于肝的作用。反过来，脾也需要肝。试想，如果人体某处不需要那么多的血，肝可以及时调节藏到肝部，这样一来，就不会增加脾气统摄血液的负担，从而保证了血液的正常运行。因此，正常情况下，肝与脾之间是相互促进的。但是，在生病状态下，脾气虚，就会导致血液生化不足，或者统摄不利，使得血液离经而行。不管是生化不足，还是离经而行，都会导致血容量的不足，进而会导致肝血不足。那么，肝不藏血和脾不统血同时并见，中医在临床上叫作"藏统失司"。

（九）肝与肾

肝肾之间的关系，主要表现在精血同源、藏泄互用以及阴阳互滋互制等方面。

第一，精血同源。

肝藏血，肾藏精，而精血皆由水谷之精化生和充养，因此中医讲"精血同源"。而且，肾精可以化为肝血，同时肝血也能滋养肾精维持充足，肾精和肝血之间的关系，可以说是"一荣俱荣，一损俱损"。因此如果产生相关疾病，二者也会相互影响，例如会出现头脑发晕、眼睛看东西觉得在晃、听力下降同时感觉到耳朵里有杂音等症状。

第二，藏泄互用。

藏，指的是肾主封藏；泄，指的是肝主疏泄。二者互相为用主要体现在女子的月经来潮、排卵，和男子的排精上。肝气疏泄可促使肾气封藏有度，肾气闭藏可防肝气疏泄太过。肾气的封藏正常，则会使得女子在非月经期，天癸得以不断充养而不外泄，卵泡得以长大而不早破，男子则不至于出现遗精、滑精等表现。肝的疏泄正常，则会使得女子在月经应该来潮的时候正常来潮，应该排卵的时候正常排卵，男子则是该排精的时候正常排精，所以只有肝肾二者相互协调，男女的以上功能才能正常。

第三，阴阳互滋互制。

肝气由肝精、肝血所化所养，可分为肝阴与肝阳；肾气由肾精化生，可分为肾阴与肾阳。前文已述，肾精与肝血之间存在同源且相互转化的关系，不仅如此，肝肾的阴阳之间也存在着相互制约和相互滋养的关系。肾阴、肾阳为五脏阴阳之本，肾阴滋养肝阴，且肾阴和肝阴共同制约肝阳，则肝阳就不至于上亢。因此，女性在更年期之所以会心烦易怒，就是因为在此期间肾阴不足，导致肝阴不足，不能很好地制约肝阳，而出现肝阳上亢，肝阳化火的表现。而另一方面，肾阳又能够资助肝阳，共同温煦肝脉，可防肝脉寒滞。

肝与肾的这种相互制约和滋养的关系，维持了二者协调平衡。

（十）脾与肾

脾为后天之本，肾为先天之本，二者之间的关系，首先表现为先天与后天的互促互助关系，其次表现在水液代谢方面，因为脾主运化水液，肾为主水之脏。具体而言：

第一，先天后天相互滋生。

脾主运化水谷精微，化生气血，为后天之本；肾藏先天之精，是生命之本源，为先天之本。脾之所以能运化水谷，是因为脾气及脾阴、脾阳的协同作用，但有赖于肾气及肾阴、肾阳的资助和促进作用，才能健旺；而肾所藏先天之精及其化生的元气，也要依赖脾气运化的水谷之精及其化生的谷气不断充养和培育，才能充盛。所以，先天与后天，相互滋生，相互促进，先天温养能激发后天，后天补充则培育先天。

这是正常状态下的相互关系，而在病理上，肾精不足与脾精不充，脾气虚弱与肾气亏虚，脾阳虚损与命门火衰，脾阴匮乏与肾阴衰少，常常会互相影响，互为因果。例如女性在生产之后，会出现腰酸、下肢无力等肾气虚弱的现象，同时会伴随乏力、不想吃东西等脾气虚弱的证候，这就是中医所说的"二者并见"的表现。

第二，水液代谢。

首先，肾相对于脾的作用主要表现在两个方面。一方面，肾气的蒸化作用，可以将脏腑利用后下达到肾和膀胱的浊液，重新分为清浊两部分，如此一来，清的部分才能靠脾气的转输作用上输于肺，进而重新参与水液代谢。另一方面，肾阳的温煦作用，可以使脾气健旺，也就进一步促进了脾气的运化水液的作用。

其次，脾相对于肾也会产生重要的作用。前文提到过，肾主水的含义分为两方面：一方面，肾气有对参与水液代谢的脏腑的促进作用；另一方面，肾气有生尿和排尿的作用。按照中医理论，由脏腑代谢产生的浊液下达肾生成清浊两部分，这时候就要依靠脾的转输作用，将重新划分的清浊两部分中清的部分，转输到肺，从而剩余的浊的部分，成为尿液排出体外。只有脾的功能正常，肾蒸化产生的清的部分才能及时被输送走，这就类似于一家工厂想要做到长期存活，就需要有稳定的销售渠道，不能让自己生产出的产品滞留，如此才能保证现金流充足，资金链不断裂。脾相对于肾来说，它的转输水液的功能，就是肾蒸化出的清的部分的"销路"。

二、腑与腑之间的关系

前文已述，胆、胃、大肠、小肠、三焦、膀胱合称为六腑。它们的生理机能各不相同，但它们都是传化水谷、输布津液的器官，所以《灵枢·本脏》中说"六腑者，所以化水谷而行津液者也。"

食物入胃，胃受纳腐熟水谷，成为食糜，下传到小肠，同时胆汁排入小肠，参与到食物的消化，小肠泌别清浊，清的经过脾气重新吸收，进入水谷精微吸收的环节，水液经过三焦渗入膀胱，浊的部分下传到大肠，大肠主要会吸收食物残渣中的水液，再次参与水液代谢，而不能被消化吸收的糟粕，就会经过大肠的传导作用，通过肛门排出体外。在这个过程中，食物是不断下传的，而当食物到达小肠，胃就是空的；当下传到大肠，小肠也会变空；从大肠排出体外，大肠也变空了。总是要不断排空，呈现出满空交替，因此中医上有"六腑以通为用""六腑以通为顺"的说法。

所以，例如当一个人几天不排大便的时候，就会感觉不想吃东西，整个腹部感觉满闷不舒畅，甚至会胀胀的；再如当消化不良，食物积聚在胃中，不能下传的时候，则会感觉嘴里有一种食物放久了的味道，并且会一直打饱嗝。总之，不能下传会导致腑中满、滞，人就会感受到一系列的不舒服。这也是中医所说的六腑"实而不能满、满则病；通而不能滞，滞则害"。那么在这个时候，建议患者口服消食、通便的药物，或者外用开塞露，就可以缓解症状，因为这在某种程度上增强了六腑的功能，所以有一种说法叫作"六腑以通为用"。

但并不是说，只要是六腑的疾病就都要使用"通"的方法，只有六腑传化机能发生阻滞而表现为实证的时候，才能用。正如前文所述，如果一个人觉得自己很饿但并不想吃东西，这是胃阴不足的表现，这个时候就要滋补胃阴。再如，如果发现自己每次小便的排出量较正常时候的量明显减少，甚至有时候感觉到想去解小便，还没到厕所，就感觉到尿液已经流出，更加奇怪的是此时如果检查尿常规，却并没有发现异常，那么从中医的角度来说，就属于"膀胱失约"的表现，这时候就要补虚扶正为主了。也就是说，如果确实属于虚证的表现，就应该虚则补之了。

因为腑与腑之间在正常状态下是相互协同配合的，因此在生病的时候也是相互影响的。例如一个人最近觉得有口臭，一般这个时候，他会发现自己的舌苔是白厚的，这就是胃中实热的表现。与此同时，他还会发现自己的大便变得很干燥，跟羊的粪便一样，呈一个粒一个粒的状态，这是因为胃与肠通，胃中实热，导致肠中津液被灼，所以出现大便秘结，传导不利的现象；相反，如果大肠传导失司，导致便秘，也会导致胃失和降，胃气上逆，出现打嗝、恶心、呕吐等表现。再如，胆汁是苦的，而如果胆火炽盛，侵犯胃腑，人就会出现呕吐苦水等胃失和降的现象；相反，如果脾胃湿热，郁蒸肝胆，导致胆汁外溢，也会出现口苦、黄疸等症状。

三、脏与腑之间的关系

前文讲述五行的内容时，提到脏、腑、五行三者相互之间是相对应的，例如作为脏的心对应作为腑的小肠，二者又在五行之中对应火。从表里、阴阳上来说，脏属阴——腑属阳，脏为里——腑为表，简而言之，脏腑之间的关系体现了阴阳、表里相输相应的"脏腑相合"关系。

脏腑之间的表里配合关系，其依据主要有三：

第一，经脉络属。

经络学说是完全需要死记硬背的部分，就像课本之中的数学公式。那么，经脉络属是什么意思呢？即属脏的经脉络于所合之腑，属腑的经脉络于所合之脏，正因为经络上相互络属，才会气相通，相互影响。

第二，生理配合。

六腑传化水谷的功能，受五脏之气的支持和调节才能完成。例如，胃的受纳腐熟需脾气运化的推动，膀胱贮存和排泄尿液则依赖肾气的蒸化等。反过来也是如此。例如，只有胃的受纳腐熟正常，下传到小肠的过程正常，才能让脾气有水谷精微可以转输，进而给其他脏补充所需的营养。

第三，病理相合。

病理相合就是人体在疾病的状态下，脏与腑之间是相互配合和影响的。例如，一个人最近出现咳嗽，咯吐黄痰的症状，同时，出现大便次数原本一天一次，现在两天一次的现象，而咳嗽属于肺的问题，咯吐的是黄痰，这就是中医所说的"热灼"，在中医中咳黄痰属于热，而大便是从大肠经过肛门排出来的，这就说明作为脏的肺热壅盛，失于肃降，可以导致作为腑的大肠传导失职而出现大便秘结。反过来也是同样的道理。具体是哪方影响哪方，就需要具体情况具体分析了，比如看上述症状出现的时间。

脏与腑之间的关系，分别而言：

（一）心与小肠

首先在经络方面，手少阴心经属心络小肠，手太阳小肠经属小肠络心，心与小肠通过经脉的相互络属构成了表里关系。

其次，正常状态生理上的相互为用，心阳的温煦，心血的濡养，有助于小肠的化物功能；而小肠主化物，泌别清浊，清的部分经过脾的转输，上奉到心，化血，就会起到养心血、养心脉的作用。

最后，在病理状态下，心与小肠也相互影响。例如一个人舌尖起疱，见到什么都觉得心烦，同时小便尿量较正常减少，且伴有疼痛，甚至有时候尿中会带血，这就是心与小肠相互影响的结果。从心和小肠的关系来看，心火是可以下传到小肠的，正常状态下，小肠泌别清浊的同时会吸收大量的水液，而三焦是水液运行的通道，经过三焦可以下达到肾，所以小肠的火会随着水液经三焦下注到膀胱。再如，若小肠虚且寒，就会影响小肠的化物功能，久而久之食糜中清浊的泌别就会下降，没有了化血的来源，心血自然就容易不足了。

（二）肺与大肠

首先，在经络上，手太阴肺经属肺络大肠，手阳明大肠经属大肠络肺，通过经脉，相互络属。

其次，肺与大肠正常状态下相互为用，肺的功能之一就是肃降，而大肠的功能之一是传导糟粕，因为肺与大肠相表里，其气相通，同时肺将津液下布，还可使大便不干燥，所以肺气肃降，气机调畅，并且布散津液，就能促进大肠的传导，有利于体内糟粕的排出；相反，大肠传导正常，也有利于肺气的肃降。

最后，肺与大肠在病理上相互影响。例如一个人出现咳嗽、大便干燥的症状，这就是肺气壅塞，失于肃降，气不下行，津不下达，所引起的腑气不通，肠燥便秘。

（三）脾与胃

脾胃同居中焦，经络上，足阳明经属胃络脾，足太阴经属脾络胃，两者构成表里配合的关系。脾与胃的关系表现在三个方面。

第一，水谷纳运相得。

胃受纳水谷，腐熟谷，为脾的运化提供了前提；脾主运化，消化食物，转输精微，为胃继续受纳腐熟继续提供能量。所以如果一个人四肢无力，也没有食欲，这就是由于脾气虚失于运化导致胃气受纳机能减弱的表现。当然，如果脾胃机能没有问题，那么，当一个人特别累的时候，就会有一种很想吃东西的欲望，因为此时，人体是真的需要能量了，胃和脾迫不及待想要受纳和运化，以为身体供应能量。

第二，气机升降相因。

气机指的是气的运动，即升降出入。这里的升降相因指的是，脾气主升，胃气主降，二者相反相成。对于全身气机的影响则是，脾气升则在下的肝气、肾气就升，胃气降则在上的心气、肺气就降，所以称脾胃是气机升降的枢纽。在食物消化吸收方面，脾气上升，将运化吸收的水谷精微和津液向上输布，自然就有助于胃气的通降；而胃气通降，将受纳水谷、初步消化之食糜及食物残渣通降下行，也有助于脾气之升运。

第三，阴阳燥湿相济。

脾为阴脏，以阳气温煦推动用事，脾阳健则能运化升清，故性喜燥而恶湿；胃为阳腑，以阴气凉润通降用事，胃阴足、胃津充，则能受纳腐熟，故喜润而恶燥。脾胃阴阳燥湿相济，是保证两者纳运、升降协调的必要条件。如果一个人舌头伸出来又胖又大，并且可以看到边缘上有牙齿的痕迹，或者本来很饿但是并不想吃东西，这就是脾湿太过，或胃阴不足，便会产生脾运胃纳的失常。这时可以采用食疗，例如薏苡仁、白术、山药等。

（四）肝与胆

肝胆同居右胁下，胆附于肝叶之间。在经络上，足厥阴经属肝络胆，足少阳胆属胆络肝，两者构成表里相合的关系。

肝与胆的另一个关系，中医认为是"同司疏泄"。

肝主疏泄，分泌胆汁；胆附于肝，藏泄胆汁。二者在这方面的配合，简而言之，首先肝分泌胆汁，先贮藏在胆里，等到人进食之后，需要消化了，这时候肝就发挥它的疏泄功能，通知胆把"存货"拿出来，分泌到小肠里。所以肝疏泄正常，则胆汁的分泌和排泄就正常；同样，胆汁排泄畅通，也有利于肝气的疏泄功能。举个生活中的例子，一家公司齐心协力开发出了一个新的产品，先生产了一部分成品放在仓库里，进入宣传环节，很快就有经销商来谈合作，双方签约成功以后，这时候老板心情愉快，通知生产部门抓紧时间生产，这就是肝和胆正常状态下运行的关系；而假如经销商先拿走了一部分，但是销量不尽如人意，所以提出退货，这时候就会导致生产的产品出现滞留，进而老板就会忧思着急找出路，这就类似于胆汁排泄不畅，导致胆汁淤积，进而影响到肝的疏泄的道理。

肝与胆还有一个关系，中医称之为"共主勇怯"。

《素问·灵兰秘典论》中说："肝者，将军之官，谋虑出焉。胆者，中正之官，决断出焉。"在生活中，人们会面临很多的选择，当要做一件事，摆在面前的，有两个及以上的选项的时候，就需要人们根据事情本身，分析和比较到底哪个方案更有利于事情的进展，这就是谋虑的过程；当分析清楚了以后，就要作出决定，这就是决断的过程。只有经过严密的谋虑之后的决断，才不至于让人们害怕。害怕，多数来源于未知，也来源于对自身能力的评估——只有觉得自身能力不足以胜任，才会出现害怕的情绪。当人们充分调研谋划之后，自然就有勇气去做决定，并且一步步地去实现它。所以才说虽然胆主决断，与人的勇怯有关，但是决断又来自肝，要有肝胆的相互配合，人的情志活动正常，遇事才能作出决断。实际上，肝胆共主勇怯，是以两者同司疏泄为基础的，如果肝胆气滞或者胆郁痰扰，都可以导致情志抑郁或者惊恐胆怯等病症。

（五）肾与膀胱

肾为水脏，膀胱为水腑。在经络上，足太阳经属膀胱络肾，足少阴经属肾络膀胱，两者构成表里相合的关系。

肾和膀胱的关系主要表现在共主小便方面。

肾为主水之脏，开窍于前后二阴，膀胱贮尿排尿，是水腑。生成方面，各脏腑、经络、形体、官窍代谢后产生的浊液，通过三焦水道下输到肾和膀胱，在肾的蒸化作用下，分为清浊，浊者化为尿液。生成尿液之后，贮存在膀胱，此为膀胱的贮尿功能。尿液不断地贮存在膀胱，但并不会一直往外排，而是积累到一定程度才会排出体外，这个功能就是肾的固摄在起作用。接下来，膀胱中的尿液逐渐增多到使人有了想要排尿的冲动，这时候肾气的蒸化作用开始起作用，然后膀胱之气通降，推动膀胱收缩，使尿液从膀胱排出。这就是整个小便的生成、贮存和排泄，以及在这个过程中，肾和膀胱是如何参与的。可以看出二者是相互协作的。

所以在生病的时候，二者自然可以相互影响。例如腰酸，腰部的皮肤摸起来凉凉的，稍微进行劳动就会使腰酸的现象加重，同时伴有小便频繁，但检查尿常规并没有问题，这就是肾气虚弱，导致其固摄功能减弱，进而影响了膀胱的贮尿功能出现的症状。

第九节　五脏与奇恒之腑之间的关系

五脏与奇恒之腑具有共同的生理特点，即"藏精气而不泻"。经络上，虽然奇恒之腑没有自身所属的经脉，但与奇经八脉有较多的联系，而且五脏及其所属经脉与奇经八脉之间也有密切的联系，因而，五脏与奇恒之腑之间在生理上存在着相互资助、相互为用的关系，在病理上也相互影响。

一、五脏与女子胞

前文已述，女子胞的主要生理机能是产生月经和孕育胎儿，而月经的产生，胎儿的孕育，都有赖于神的调控、气的推动和精血的充养。而五脏的生理机能，尤其是心、肝、脾、肾，与女子胞有着密切联系，现分而述之。

第一，心与女子胞。

前文已述，心的生理机能之一，就是中医所说的"心藏神"。心主司机体的一切生理活动和心理活动，而女子胞发生月经和孕育胎儿的机能，都和人的精神活动相关，都受心神的调节，所以心神内守，心理活动稳定，心情舒畅，是女子月经按时来潮和适时排卵以成孕育的重要条件。这也是为什么有时候女子月经不按时来潮的时候，会伴随着心烦的表现。

同时，心还主司血液的运行和化生，而女性的月经中包含血，女性孕育胎儿的时候要靠血液来滋养胎儿，所以心血充盛以养心脉，心气充沛以行血通畅。正因如此，当心神不宁，或心血不足，或心气虚衰的时候，都可影响胞宫的机能，导致月经失调，甚至不孕等。

第二，肝与女子胞。

肝主疏泄而藏血，是全身气血情志调节之枢，女子月经来潮的时候，经血从女子胞流出，非经期的时候，经血不会无故从胞宫流出，怀孕的时候，则血下注滋养胎儿，也不会无故流出。这就说明女子胞的主要生理作用在于血的藏与泄，这都与肝的作用息息相关。

一方面，肝藏血，中医称之为血海。肝司冲脉，肝血充足，则下注冲脉的血就充足，冲脉盛满，则经血有源，胚胎得养。

另一方面，肝主疏泄，调畅气机，肝气冲和，条达升发，气行则血行，则冲脉血盛而行，任脉通，《内经》中提出："女子十四，天癸至，任脉通，太冲脉盛，月事以时下。"所以女子月经按时来潮。

以上即是肝与女子胞的关系。

第三，脾与女子胞。

脾的生理功能里包括脾能生血、统血。生血是指脾运化转输水谷精微，上奉心化血，因为血是月经的重要组成成分，同时具有滋养胎儿的功能；另一方面，脾具有统摄血液在脉中运行的作用，所以月经可以按时来潮，且经量正常，孕育胎儿期间不会出现异常的出血情况等。

第四，肾与女子胞。

中医认为，与女子胞息息相关的一个物质就是"天癸"。天癸是促进生殖器官的发育和生殖机能成熟所必需的重要物质，是肾精肾气冲盛到一定程度所化生的产物。不管男孩还是女孩，刚生下来时是新生儿期，而到了青春期，是肾精、肾气充盈到一定程度的时期，在天癸的作用下，女孩胞宫发育成熟，应时行经和排卵，就开始月经来潮了，然后每个月天癸不断充盈，进而保证每个月月经按时来潮。同时拥有了生育能力，为孕育胎儿准备了条件。所以，在女性进入老年阶段的时候，由于肾精、肾气的不断衰弱，天癸由变少及至衰竭，月经自然就闭止，生育功能也就随之丧失了。

二、五脏与脑

藏象学说将脑的生理、病理统归于心而分属于五脏，称心是君主之官，五脏六腑之大主，神明之所出，故将人的意识、思维及情志活动统归于心，称之为"心藏神"，但又把神分为肾、魂、魄、意、志五种不同的表现，分别由心、肝、肺、脾、肾五脏主司，即中医所说的"五神脏"。所以，脑的机能与五脏密切相关，五脏之精充盈，五脏之气畅达，才能化养五神并发挥生理机能。现分而述之。

第一，心与脑。

心脑息息相通，心有血肉之心与神明之心之分，血肉之心即主运血的心脏，神明之心实质为脑。心主血上供于脑，血足则脑髓充盈，所以中医上脑病可以从心论治，例如经常忧思焦虑，经常熬夜加班，脉搏细且沉，面色看上去没有光泽，这说明心血相对不足，这时候有的人还会伴有记忆力不好，或者头脑总是昏昏沉沉不清醒等。

第二，肺与脑。

肺主气，朝百脉，助心行血，因此肺的机能正常，则气血充足，脑有活力。五神脏当中魄由肺主司，肺与脑的关系主要就表现在这个方面。

第三，脾与脑。

脾为后天之本，气血生化之源，脾胃健康，充分发挥其腐熟运化水谷的功能，则气血化源充足，五脏受气血的充养得以发挥其正常的功能，而机体官窍又分别为五脏所主，因此气血化源充足，九窍通利，清阳出上窍，上达于脑，所以脾胃虚衰则九窍不通，脑失所养。有医家指出，从脾胃入手益气升阳是治疗脑病的主要方法之一。

第四，肝与脑。

肝主魂，魂化而主司运动及内在思维，肝主疏泄，调畅气机，又藏血，气机调畅，血气和调，则脑清神聪。而如果一个人在激烈争吵之后，由于过于生气而突然晕倒，送医检查，却并没有什么器质性的问题，这就是典型的肝气亢逆导致的清窍闭塞。除此以外，肝失藏血，神失所养，魂不得涵养，就会出现运动障碍，梦呓夜游等。

第五，肾与脑。

前文讲述过，肾藏精，精生髓，同时髓充脑，脑为髓海，所以在《医碥》中提到："在下为肾，在上为脑，虚则皆虚。"说的就是在髓的连接下肾和脑的关系。这就是为什么有时候人们觉得腰酸、腰部感觉空空的，只有腰底下要放一个枕头才能缓解，同时会伴有记忆力低下的表现，这就是典型的由于肾精亏虚，导致髓海不足，而出现肾和脑同时表现出亏损的症状。因此临床上，补肾填精益髓也是为治疗脑病的重要方法。

总而言之，通过梳理五脏与奇恒之腑之间的关系，表明中医贯穿始终的思想即是整体观念，人的神志活动亦归属于五脏，所以对于意识、思维、情志活动异常的病证，决不能简单粗暴地归结为心和脑的病变，而是应该时刻牢记整体观念，从五脏论治。

三、五脏与脉

这里所说的脉，不是中医特有的经络系统中的"经脉"，而是指血液运行的通道，故又称为"血脉"。五脏的生理机能也与脉密切相关。现分别论述。

第一，心与脉。

心主血脉，心脏与脉管连接为一个密闭的血液循环系统。这就类似于冬季集中供暖，锅炉、管道、暖气片组成一个密闭的循环系统，锅炉把水烧热，通过管道输送到各家各户的暖气片中，从而增加热水的散热面积，快速提高室内温度。血液在脉中如何运行？首先需要心脏的力量往前推，血液到了脉管之后，加上脉管的舒缩功能，辅助这个向前推的力量，共同完成血液在脉中的正常运行。以此达到滋养全身脏腑、形体、官窍，以及心脏、脉管作用。而无论是心脏向前推的力量还是脉管的舒缩，都与心脏的心气、心阴和心阳的推动和调控作用密切相关。心气充足，则推动有力，心脏搏动和脉管舒缩有力，血液运行通畅；心阳充足，则温煦功能正常，血就像水的特性一样，得温则行、得寒则凝，所以一方面血液的因心阳温煦不凝聚，另一方面心阳充足，心动正常，血脉和畅，这两方面保证了血液的正常运行；心阴则主凉润，与心阳的温煦作用相互配合，如此一来，心阴充足，心脏就不至于心动过速，血流就会平稳，不会过快。

除了心气、心阴、心阳，还有血脉中的血，心血充足、血质正常，心脏、血管以及经脉因为得到滋养濡润，才不至于出现脉道出现硬化性改变等异常。通过前文可知，心还有一个功能就是藏神，心藏神，神驭气，通过气也对心脏的搏动、血脉的舒缩及血液的运行起到一定的调节作用。

第二，脾与脉。

脾与脉有两方面的关系。一方面，脾具有统摄血液在脉中运行，不溢出脉外的功能；另一方面，脾是气血生化之源，与血液的质量以及血液生成的数量都有密切的关系。脉得血的滋养而柔韧，舒缩有力。就好像养殖花卉，想让花卉健康成长，需要施肥、浇水、除虫等，以保证花卉能有充足的营养供给，同时要不定时地修剪枝杈，以保证花卉长出来的形状是好看且更健康的。脾之于脉也是如此，有滋养也有约束，但终归对血脉是有益的。

第三，肺与脉。

血液的生成原材料之一就是吸入的自然界的清气，所以说血液生成的质量与肺的呼吸功能有关。同时，肺主气，朝百脉，辅助心脏推动和调节血液在血脉中的运行。

第四，肝与脉。

肝主疏泄，调畅全身气的升降出入，气机畅达则心脏搏动有序，脉管舒缩有度，因此肝气的疏泄功能正常，则血液运行通畅而无郁滞。而在病理上，肝与血脉也相互影响。例如，如果一个女性长期生气，就会出现胁肋部疼痛、腹胀、易怒等表现，同时会感到乳房像针扎一样的疼痛，月经时候小腹疼痛，且能看到血块流出，这就是典型的由于肝失疏泄，而导致的血行瘀滞的表现。

第五，肾与脉。

通过前文可知，肾被称为先天之本，肾阴、肾阳是五脏阴阳之本，心也不例外，肾与脉的联系，中间的媒介就是心。因此，肾阳资助心阳，可以促进心脏的搏动和脉管的收缩；肾阴资助心阴，可以减缓心脏的搏动及促使脉管舒缓。所以在临床上，心肾阳虚会导致心率缓慢，或心肾阴虚导致心率过快。

四、五脏与骨、髓

五脏与骨、髓，主要表现在肾的相关机能。因为肾藏精，精化髓，髓充骨，精足则髓满骨充，骨骼发育健全，肾体强壮。而肾精与五脏之精都有关系，髓，作为奇恒之腑，是指盛纳脊髓的脊髓腔。所以，老年人由于肾精衰少，更容易骨质疏松、骨折等，而青壮年即使出现骨折，也会更容易恢复。个中原因，就在于此。

第三章 **气血精津液**

中医认为，气、血、精、津液、神，在人体的生命活动中占据着极为重要的地位。气、血、精、津液构成了人体基本物质，是人体脏腑经络形体官窍进行生理活动的物质基础。神的产生，则依赖气、血、精、津液作为物质基础，它主宰了人体的生命活动及其外在表现。

第一节 气

中医讲究气、血、精、津液等的区别和联系。其中，气，作为中医特有的一种概念，它的生成主要来源于三个方面：第一是父母的先天精气，它主要由肾闭藏；第二是食物中的营养物质，它是由脾胃运化而来的；第三是存在于自然界的清气，它主要通过呼吸得到。

阴阳作为中医的重要概念，对于气同样适用，因此，有阴气和阳气。

整体而言，气对于人体，会产生很多生理功能。

首先，是推动作用，它是指阳气的激发、兴奋、促进等。

例如一个人从儿童到青春期，再到可以孕育下一代的时期，这种变化的产生就是靠气来推动的。例如心脏的正常跳动，吃东西可以正常消化，膀胱能正常排泄尿液，大便可以正常的排出等。这些器官的正常运转，也要靠气的推动。例如血液在血管之中正常运行、口腔分泌出口水等，也是靠气的推动。例如人们的喜怒哀乐等精神活动，也是靠气来推动的。

第二，气具有调控阴气的减缓、抑制、宁静的作用，使人体不至于过度亢奋。例如女孩本来8岁开始第二性征的发育，如果没到8岁就有了第二性征出现的现象，那么就需要通过调理气，从而起到调控作用。例如跑步之后心跳加速，这时候通过深呼吸或者减慢跑步的速度，来缓解心跳加速，同样是通过气来调控。例如通常人们看见自己喜欢吃的食物，会流口水，但肯定不会时时刻刻流口水，因为气在控制。

第三，气还有温煦与凉润的作用。

所谓温煦，就是促进产热、消除寒冷，使人体温暖的作用。比如，人体的正常体温是在37.2℃以下，处于一个相对恒定的状态，这就是在气的温煦作用下保持的。再如，人的手可以正常地伸展握、心脏保持跳动等正常功能的发挥，也要靠气的温煦作用。再如，寒冷的冬天里，手如果长时间不经任何防护暴露在外，就会出现青紫现象，进入温暖的室内，手就会逐渐变回正常颜色，这是因为手的血液正常流动了，同样是发挥了气的温煦作用。

第四，气具有凉润作用。

跟温煦相反，凉润是抑制产热、产生消除作用。还是拿人体的体温为例，人的正常体温是在37.2℃以下，但具体到每个人，体温有高有低，但总体而言，都需要保持相对恒定，那么，在这种情况下，人体就需要抑制产热的作用，从而达到不至于过热的效果，气的凉润作用，就在于此。

第五，气具有防御作用。

所谓防御，顾名思义，就是防守抵御。比如对于外在的风、寒，气的防御功能可以让这些不影响人体的健康。或许有人会问：既然气本身就有防御作用，那为什么有时候还要用药呢？这是因为，假设气的防御力量有一百，那么一旦外来的风、寒的力量超过一百，那么此时气的防御作用即使全部发挥出来，也会有残留下来的风、寒。这时候就要用药物或者削弱风、寒的力量，或者增加气的防御力量，从而最终把风、寒完全祛除。

第六，气具有固摄作用。

人体之中有很多液体，比如血液、津液等。这些液体要在气的控制、固护作用下，才不会不正常地流失。所谓固摄，指的就是约束，从而使人体的血液、津液等不缺失，或不溢于体外。

最后，气还有一个功能，那就是中介作用。它主要是指气通过感应传导信息，从而达到维系机体的整体联系的效果。比如食物从口腔进入胃部，经过消化，把食物残渣传送到大肠，这一系列的联系，就是靠气的中介作用来完成的。

以上是气的生理功能。那么，气又是如何运动的呢？

概而言之，一共有四种，即"升、降、出、入"。升即上升，降即下降，出和入是相对于人体的体表和体内而言。气的这四种运动之间保持着动态的协调平衡，如此人体各部分才能"各司其职"。比如气的升和降保持平衡，内脏才能保持原有的位置。再如，炎热的夏天人在户外会出汗，而进入装有空调等降温设施的地方，就可以逐渐停止出汗，这就是气的出和入平衡，如果这种平衡状态被打破，就会出现一系列的不适，从而导致疾病的发生。

这种平衡状态被打破的情况，称之为气的运动异常，通常表现为以下几种。

一种是气滞。滞，顾名思义，就是停滞不行的意思。比如房间一个门可以同时进出两个人，当三个人同时想要通过这个门时，结果就是三人都没办法通过，于是就停滞不行了；同理，气滞就是因为某种原因，导致气不能运动，停滞不行。

气逆和气陷就是气滞的表现。气上升太过或者下降不及，就会出现气逆。比如生气、发怒的时候会气血上涌，面红耳赤；吃进去的食物又从吐出来等，这些都是气逆的表现。相反，气上升不及或下降太过，就是气陷。例如，医学里有脏器脱垂的概念，就是脏器低于正常的位置，这种现象就是气陷导致的。

一种是气脱。它指的是气的亡失，即气的外出太过。比如充好气的气球，突然被针扎了一个小口，之后就会逐渐漏气，这种现象就是气的亡失。

气的外出太过叫气脱，相反，气郁结于内不能到达外面又叫什么？根据程度的不同，分别表现为气结（气郁）和气闭。

比如人生闷气的时候会不自觉地叹气，严重时会出现胃部满胀感，就像不通畅了一样；或者，一直想事情就会影响食欲，看到美食都没有什么欲望等。这些都是气郁的表现。

当生活中出现这些现象的时候，要及时认识到不良情绪已经影响到了机体中气的正常运行。之后可以尝试情绪疏导，例如可以复盘一下，究竟是什么原因导致的生气。常言道，生气对应的是欲望没办法得到满足，那就思考究竟是哪些欲望没有得到满足。这是一个人自己跟自己对话，情绪疏导的一种重要方式。

如果疏导情绪后，依然不能缓解，可以吃一点舒肝丸，但注意不要过量，否则很容易走向另一个极端：出现气不足的表现。

那气闭又是什么？例如现实生活中，会有这种现象出现：一些人因为生气而晕倒，这种情况就是气闭。

气，还分很多种类，分而析之。

先说人体之气的概念。这里所说的气是相对邪气而言，称为正气，具有防御、抗邪、调节、康复等作用。《黄帝内经》中提到的"正气存内，邪不可干"，即是指此。

或许有人会问，相对于人体之气，其他不同的气，如营气、卫气之类，相互间有什么区别。概而言之，它们是"总与分"的关系。人体之气是"总"，其他不同的气为"分"。

这些"其他不同的气"，包括元气、宗气、营气、卫气、脏腑之气和经络之气等。

所谓元气，从来源上说是肾所藏的精气，它是人体最基本、最重要的气。之所以说是最基本，是因为肾所藏的精是先天之精；之所以说是最重要，从元气的作用来看，一个人从婴儿期到儿童期，再到青春期再到育龄期，整个过程都和元气的推动和促进分不开，同时对于后代的孕育，元气也起着推动和促进的作用。

所谓宗气，从组成上来说，它是由自然界的清气和谷气组成的。宗气主要起两个作用：其一，保持呼吸顺畅；其二，促进气血运行。

所谓营气，是行于脉中具有营养作用的气，它来源于水谷精微，运行的部位在脉中，是血液的重要组成部分。早在《黄帝内经》中就提到"中焦受气取汁，变化而赤是为血"，这句话很好地解释了营气化生血液的过程。营气是水谷精微中精华的部分，同时营气本身作为气的一种，同样具有自下而上运行的特点，因此营气可以载津液上输至心，在心火的作用下化生为血液。

而营气化生血液，血液则是循行在血脉中之中，达于人的全身，遍布脏腑、形体、官窍等部位，所以营气就跟随血液到了人体各部位，从而使全身得到滋养。这就是营气营养全身的作用。由此可见，营气化生血液和营养全身这两个功能是相互关联的。

相对于营气，所谓卫气，也是来源于水谷精微，运行的部位，则是除了血脉中都可以循行，因此有一种说法："营行脉中，卫行脉外。"

卫气的功能，其一就是具有防御外邪的作用。因为卫气可以运行到机体的表面，如此一来，当有外邪来侵袭的时候，卫气就可以起到抵御其入侵，从而达到保卫机体的作用。

其二就是具有温养全身的作用。温养的部位，内可到脏腑，外可到肌肉皮毛。比如有了卫气温养机体，人体的温度才得以恒定；有了卫气的温养，脏腑才能正常工作。

其三就是具有调节控制腠理的开阖的作用。这里的调节控制包括两方面的含义，一个是固摄，一个是推动。最终达到的目的是促使汗液有节制地排泄。什么是"有节制"，比如，在夏天天气特别热等汗液应该排出的时候就出汗；当采取打开空调等措施，使机体的温度降下来，这时候汗液就不会排出。这种该排汗的时候排汗，该不排的时候不排，就是有节制。

卫气的这三个功能，是相互联系且协调一致的。

最后是脏腑之气和经络之气。

人体的气是流行全身，无处不到的。那么，分布到脏腑就是脏腑之气，分布到经络就是经络之气。

气分布到不同的脏腑和经络，就会起到推动和调控本脏腑或者本经络的功能的作用，同时，气又是构成这些脏腑、经络的基本物质。

脏腑之气分为脏腑之阳气和脏腑之阴气。从来源上说，脏腑之气由脏腑之精所化生。如果脏腑之精不足，就会导致脏腑之气的化生不足，人体就会表现出一系列的各脏腑之气不足的表现。

经络之气，就是分布于经络中的气，它能够保证经络正常生理功能的发挥。

第二节　血与精

首先明确一个概念：什么是血？血，是循行于脉中而富有营养的红色液态物质，是构成人体和维持人体生命活动的基本物质之一。血循行于血管之中，而中医称之为脉。也正因为血存于脉中，所以中医又把脉称为"血之府"。

一方面，血随着脉布散人体周身，内到脏腑，外达肢节，起到营养的作用；另一方面，因为脉是呈现一种闭环循行的，因此血也呈现出周而复始的特性。

血是如何生成的？《侣山堂类辨·辨血》中说："血乃中焦之汁，奉心化赤而为血。""中焦"指脾胃，食物从口入胃，经过脾的运化，即通常所说的消化，吸收当中的精华物质，也就是有用的津液，"中焦之汁"里的"汁"即是指此。

脾胃除了参与"汁"的形成，还能生成前文所说的"营气"。于是，脾胃运化水谷精微所化生的营气和津液，往上运输到肺，而肺中有从自然界吸入的清气，营气、津液、清气，三者相合，灌注到心脉，在心气的作用下，变化成红色的血液。这就是"奉心化赤"。

除了《侣山堂类辨》所说之外，肾精，也是化生血液的基本物质。肾精是一个总称，包含先天之精和后天之精。先天之精受于父母，主生育繁衍，所以又名生殖之精；后天之精则源于水谷精微的化生，主生长发育，因此又名水谷之精或脏腑之精。精血之间相互转化，相互滋生，即精可以化为血，血也可以化为精。

血液的阴阳属性是阴而主静，并在脉中循行，因此脉道的通畅无阻和完好无损是保证血液正常运行的重要因素。同时，气也是重要的"参与者"。气的固摄作用使血液得以在脉道中运行；气的推动作用使血液不停滞，周而复始地循环。

而气的温煦作用和凉润作用，二者保持动态平衡，也是血液正常运行的保障。就像水在0℃以下会结成冰，此时，水处在停滞的状态，而如果把冰放在火上加热，它会慢慢融化成水，重新具有流动性，气的温煦作用就类似于火，凉润作用就类似于"0℃以下"，而血就类似于水。也正因如此，人体上火了会出现流鼻血的症状，在寒冷的冬季则可能会出现手脚冰凉的现象，给人一种不过血的感觉。

血，对于人体的重要性不言而喻。一般而言，它有两大功能。

其一，血具有营养作用。因为血随脉无处不到，内而脏腑，外而四肢百骸，都会受到它的滋养。例如，眼睛视物清晰，就是因为肝得到了血的滋养，而一个人如果经常熬夜，就会出现双目干涩的现象，因为熬夜耗血，而如果血不能正常养肝，自然会导致这样的结果；又如，如果一个人面色苍白，很有可能是因为"血虚不能养"；再如，一个人把手臂放在头下面休息，时间长了，他会发现手的颜色变白，同时觉得手指麻木，甚至拿东西都不是很灵活，这是因为手臂受到了压迫，导致血液不能顺畅到达手掌，从而起不到滋养作用导致的。

其二，血具有化神的作用。简而言之，人体的精神情志活动需要血液的营养，只有这个基础充足了，才能产生舒畅而充沛的精神情志活动。所以熬夜之后，第二天就会精神欠佳，反应迟钝，还是因为熬夜伤血，导致血不养神；而通过适当和合理的休息，人就会感觉精力充沛，大脑运转灵敏，这就是血的化神作用的结果。

是的，血液的作用如此重要。不过，人体的精的重要性并不亚于血，以至于经常精血同提。

前文已经提到，精由两部分组成，即先天之精和后天之精。先天之精主要藏于肾，也有一小部分分布在其他脏腑；后天之精则分藏于各脏腑。

一般而言，精对人体的作用有四。

其一，繁衍生命。男子精子的形成和女子卵子的形成，都和肾精有着密切的关系，而精卵结合才能组成胚胎，所以说精具有繁衍生命的作用。

其二，滋润濡养脏腑形体官窍。如果先后天之精充盛，那么，全身脏腑形体官窍便能得到充养，人体的各种生理机能便会正常发挥。反之，人体会出现诸多健康方面的问题。

其三，化血的作用。首先，肾精不泄，则可以归精于肝，而化成血，这也是所说的"肝肾同源"的一个内涵。其次，精既可以单独存在，也可以不断融合于血液中，比如"心精融于心血中"。

其三，化气的作用。先天之精化生元气，后天水谷之精结合自然界的清气化生成一身之气。

其四，化神的作用。神，广义上指人体的整体生命活动，狭义上指人的心理活动。无论是广义还是狭义，神，都离不开精。可以说，精是神化生的物质基础，正如《灵枢·平人绝谷》所说："神者，水谷之精气也。"

ᚱ᩠ 第三节　津液

津液包括津和液，是人体一切正常水液代谢的总称。

津，质地较清晰，流动性较大，布散于体表皮肤、肌肉、孔窍，并能渗入血脉之内，起到滋润作用，所以，一个人皮肤干燥与否、口干与否、鼻腔干燥与否等，与津都有莫大关联。

液，则和津有一些相反的特性，它质地较浓稠，流动性较小，灌注于骨节、脏腑、脑、髓等，起濡养的作用，所以，一个人的关节屈伸正常与否、骨髓和脊髓是否得到充养，都与液是否起到了濡养作用有关。

如果从阴阳角度去看津液，那么，津为阳，液为阴。一般情况下，二者是可以相互转化的。正如阴阳之间本就可以相互转化一样。

津液是怎么化生的？简而言之，即："饮入于胃，游溢精气，上输于脾，脾气散精。"

饮入于胃，在这里，胃起到的是受纳作用。饮食水谷进入胃，吸收其中的部分精微，之后没被吸收的部分向下运送到小肠；小肠再一次对部分营养物质和水液进行吸收，没有被吸收的向下运行到大肠；大肠进行第三次吸收，最后将对于人体来说无用的东西，排出体外。

由此可知，津液是在不断被吸收和补给的，由胃、小肠、大肠吸收的水谷精微和津液，都上输于脾，再经过脾的转输，布散到全身，从而发挥津液的作用。

而津液的布散，离不开脏腑的襄助。脾将津液向四周布散至各脏腑，这就是《素问》所说的脾的作用："以灌四傍"。而如果脾不能起到转输的作用，就会出现使津液聚集的现象，进而形成痰。

肺得到脾转输来的津液，通过本身宣发、肃降的作用来布散津液。宣发就是向上、向外布散，所以人体的皮肤、口唇不会干燥等；肃降就是向下、向内，向下是指将脏腑代谢中产生的浊液向处于人体下部的肾和膀胱输送，为浊液排出人体做准备，向内指的是滋润濡养脏腑，促进脏腑功能的正常发挥。因此有一种说法叫"肺为水之上源"，即是肺在津液代谢中的作用。

例如，如果肺的宣发作用不能正常发挥，会导致津液不能上荣至口，就会出现口干的现象。再如，如果肺的宣发、肃降作用减弱，就会导致津液的输布障碍，从而使得津液停聚在某处，产生水肿或者痰饮。有理解片面者，认为肾脏的作用就是排出浊液，实则不然。除了该作用，肾对人体的整个水液代谢都有推动和调控作用。肾阳具有温煦脾土的作用，脾得到温煦之后，能够发挥运化转输的作用；肾蒸腾津液上输于肺，使得肺金得润，从而发挥宣发、肃降的作用等，都是肾的推动作用的体现。同时，到了肾这里的浊液，又会经过肾的进一步吸收，把浊液当中有用的部分重新利用。

肝具有调畅全身气机的作用。如前文所述，气机就是气的运动，而气还具有推动津液运行的作用，所以只有气机是通畅的，津液才能够正常地运行。

这也就能够解释，为什么有的人生气了，会出现水肿——因为气滞则水停。

至于人体内的津液怎么排泄的问题，其主要途径是通过汗液和尿液，另外呼气和粪便也会带走一些。其中尿液是最主要的途径。

尿液是脏腑代谢产生的液体，在肾气的蒸化作用下，分为清浊两部分，清的重新吸收布散全身，浊的则形成尿液，因此可以看出，尿液的产生依赖于肾气的蒸化。

人每次排尿大概300mL，24h 的排尿次数为 5~6 次，1000 ~ 2000mL。众所周知，尿液产生之后会储存在膀胱，等到了一定量才会排泄。尿液不自行流出，依靠的是肾气的固摄作用，这就类似于自来水的阀门，只要拧紧，管道里的水就不会流出。

《黄帝内经》云："膀胱者，州都之官，津液藏焉，气化则能出矣。"指出了尿液的排出要靠肾气的蒸腾气化，从而达到激发促进排出的作用。所以肾对膀胱的开阖，也就是小便的排出与否，起着重要作用。如果膀胱的开阖受阻，就会出现尿少、尿闭、水肿等症状；如果肾的固摄作用减弱，导致膀胱内的尿液不能储存，就会出现尿频、尿急等症状——当然，有时候泌尿系统的感染也会出现这种症状，所以还需在实践之中仔细区分。

那汗液又是如何排出的？肺气的宣发作用，使津液外输于体表皮毛，津液在气的蒸腾作用下，形成汗液，由汗孔排出体外。有时候人可以明显感受到汗液的排出，看到汗珠；有时候却见不到汗珠，人仅感觉皮肤湿润。不管能否看到，汗液的排出都是津液代谢的一部分。而同时呼出的气体也会带走一些水液，所以人在呼气的时候不会觉得干涩。大肠排出粪便时，也会同时带走一些残余的水分，虽然量较少，但依然能够保持粪便不硬不软，排出顺畅。如果大便稀薄，就是因为大便中的水多了，这里的水就不单单是正常残余的水分，而是由于脾胃运化和肠道吸收失常，本该吸收的水谷精微也随大便排出了，甚至连胃液、肠液也随之流失，进而导致体内津液的损耗，所以长时间泻泄会出现口渴、无力，甚至还会导致体重下降。

综观津液的生成、输布和排泄过程，是需要多脏腑共同协调完成的，其中肺、脾、肾三脏的综合调节为首要，因此有"肺为水之上源，肾为水之下源"的说法，也有"水唯畏土，故其制在脾"的说法。

而关于津液的作用，析言之有二。

首先，津液具有滋润濡养的作用。例如，人体表的皮肤之所以能摸上去不干燥，依赖于津液的滋润濡养，目、口、鼻不干燥，原因也在于此。而骨髓、脊髓、脑髓得以充养，也是因为有一部分依赖于津液的这个作用……总之，人体很多部分，都需要津液的滋润濡养。

如果滋润濡养的作用不足，就会影响生理功能的发挥。就好像小树要有充足的水和化肥的滋养才能茁壮成长，否则就会生长停滞，甚至萎蔫。

值得注意的是，滋润濡养作用不能充分发挥，不一定是因为津液不足，有时候津液运行的途中被阻滞了，也会出现这种情况。因为津液是要靠气来推动运行的，这就是为什么有的人体内有瘀血，会出现口干但是并不想喝水的表现。因为人体之中的津液本身并不缺乏，所以不想喝水，但是由于体内瘀血阻滞了气的运行，进而气不能运化津液，导致津液不能到口起到滋润的作用，因此出现了口干的表现。

其次，津液具有充养血脉的作用。津液在营气的作用下，渗注于脉，化生为血液，循环于人体。同时，津液还能调节血液浓度。当血液浓度增高时，津液即入于脉中对血液进行稀释，并对血量达到补充的效果。当然，反过来，当人体的津液亏损时，血液中的津液便会从脉渗出对其进行补充。津液于脉的内外互相渗透，能够使人体根据情况变化对血液的浓度和血量进行调节，从而起到滑利血脉的作用。津液和血都为水谷精微所化生，两者之间又可以相互渗透转化，因此，有"津血同源"的说法。

第四章　经　络

　　经络学说，是研究人体经络的基础理论，也是中医学理论体系之中，重要的组成部分。经络学说无论对于人体的生理和病理，还是对疾病的预防和治疗，都有非常重要的指导作用，尤其是针灸、按摩、推拿等。经络学说在中医之中具有重要地位，早在《灵枢·经脉》中就说："经脉者，所以决生死，处百病，调虚实，不可不通。"

第一节　经络概述

　　从中医角度看，经络，是经脉和络脉的总称，是运行气血、联系脏腑和体表及全身各部的通道调控系统。经络这个词语最早见于《黄帝内经》，例如《灵枢·本藏》中就有这样的说法："经脉者，所以行血气而营阴阳，濡筋骨，利关节者也。"

　　同时，正因为经络有这些特定，所以经络学也是针灸和按摩的基础，是中医学之中很重要的组成部分。

　　既然经脉是经脉和络脉的总称，那么，从分类角度讲，可以分为两类。

　　经脉之中的"经"，《释名》就说："经，径也。"经，就是"途径、通路”的意思。而络脉中的“络”,《说文解字》解释说:“络,絮也。”引申为“千头万绪、细密繁多”之义。由此可见,经脉是经络系统的主干,而络脉是经脉的分支,在人体之中错综联络,遍布全身。《灵枢·脉度》里就说:“经脉为里,支而横者为络。”

经络的主要内容有:十二经脉、奇经八脉、十二经别、十二经筋、十二皮部、十五络脉等。它们将人体内外、脏腑、肢节联结成一个有机的整体。

经络,中医又将其称之为“经气”。从经络的生理功能角度看,主要表现在以下几个方面。

其一,中医认为经络能够“沟通表里上下,联系脏腑器官”。众所周知,人体由五脏六腑、五官九窍、皮肉筋骨等组成,是一个极其复杂的有机体,而人体的各个部位或部分,都各有其独特的生理功能。如何将它们相互配合和相互协调,从而使人体成为一个有机的整体,经络起着至关重要的作用。

其二,中医认为经络能够“通行气血,濡养脏腑组织”。气血是人体生命活动的物质基础,想让气血输布周身,从而达到温养濡润机体各脏腑、组织和器官,维持机体的正常生理功能的目的,必须依靠经络。

其三,中医认为经络还有“感应传导”的作用。当机体的某一部位受到刺激时,经络就会感应到,并且把刺激的信号通过经络自身,传入机体的有关脏腑,从而使其发生相应的生理或者病理变化或反应。因此,在这方面的生理作用而言,经络可分为两方面:一方面是感应,另一方面是传导。

其四,中医认为经络具有“调节脏腑器官的机能活动的作用”。

既然经络如此重要，它能调节人体的机能活动，使其保持协调、平衡。因此，例如当人体的某一脏器功能异常时，可运用针刺等治疗方法来进一步激发经络的调节功能，从而使脏器的功能恢复正常。

而从临床应用角度看，经络学说可以应用于以下三个方面。

其一，解释病理变化。

人体的经络与疾病的发生、传变有着极其密切的关系。因此，一旦某一经络功能异常，机体就容易遭到外邪的侵袭；而在机体得病之后，外邪又可沿着经络进一步向内传至脏腑。同时需要注意，经络不仅是外邪由表及里的传变途径，还是机体的内脏之间、内脏与体表组织之间的病变相互影响的途径。

其二，协助疾病诊断。

正如前文所说，经络的特点之一，就是在机体内有一定的循行部位和脏腑络属。也正因如此，相应脏腑如果有什么病证，就可以通过经络进行判断：结合经络的循行部位，以及相应联系的脏腑，结合疾病出现的症状，从而作为疾病诊断的辅助。例如如果一个人胁痛，多病在肝胆，因为胁部是肝经和胆经的循行之处。

其三，指导临床治疗。

在指导临床治疗方面，经络学说早已被广泛用于各科的治疗，特别是针灸、按摩和中药处方三方面。例如，在针灸之中，中医有一个"循经取穴法"，就是经络学说的具体应用。例如有人有胃病，按照这个取穴方法，则"常循经远取足三里穴"；再如一个人胁痛，则"取太冲等穴"。中药治疗也是通过经络这一管道，使药达到应该到达的地方，以发挥其治疗作用。例如，麻黄入肺、膀胱经，故能够产生发汗、平喘和利尿的效果。

🌀 第二节 十二经脉

作为经络系统的主体，中医又称十二经脉为"正经"。中医认为，十二经脉具有"表里经脉相合，与相应脏腑络属"的主要特征。十二经脉包括手三阴经：手太阴肺经、手厥阴心包经、手少阴心经；手三阳经：手阳明大肠经、手少阳三焦经、手太阳小肠经；足三阳经：足阳明胃经、足少阳胆经、足太阳膀胱经；足三阴经：足太阴脾经、足厥阴肝经、足少阴肾经。

十二经脉通过手足阴阳表里经的连接，而逐经相流注，构成了一个周而复始的循环传注系统。人体的气血通过经脉即可内到脏腑，外达肌表，从而达到营运全身的目的。

十二经脉的流注次序是：由手太阴肺经为开端，依次流注至手阳明大肠经，足阳明胃经，足太阴脾经，手少阴心经，手太阳小肠经，足太阳膀胱经，足少阴肾经，手厥阴心包经，手少阳三焦经，足少阳胆经，足厥阴肝经，最后再回到手太阴肺经。从而形成一个周而复始的循环传注系统。就像《灵枢·营卫生会》所说，十二经脉"阴阳相贯，如环无端"。阴阳相互联系贯通，循环起来就像没有开端的圆环。

十二经脉的走向及其交接规律为：手之三阴经由胸走手，在手指末端与手三阳经相交；手之三阳经由手走头，在头面部与足三阳经相交；足之三阳经由头走足，在足趾末端与足三阴经相交；足之三阴经由足走腹，在胸腹腔与手三阴经相交。

在讲述十二经脉在人体的体表的循行分布规律前，需要先说一个概念。人们平时比较熟悉的一个中医词语是"五脏六腑"，前文藏象的部分也已经详细分析。但，在中医之中，还有一个"六脏"的概念。即在心、肝、脾、肺、肾之外，加了一个心包络。

心包络，简称心包，也称为"膻中"。它是心脏外面的包膜，起着保护心脏的作用。在经络学说之中，手厥阴心包经与手少阳三焦经互为表里，因此，心包络属于脏。

这样一来，六脏加六腑，与十二经脉就有了对应。其中，分别为属六脏的六阴经和属六腑的六阳经。阴经分布在人体体表的四肢的内侧和胸腹，其中，分布在上肢内侧的称为手三阴经，分布在下肢内侧的，则称为足三阴经。阳经多在人体体表的四肢外侧、头面部以及腰背部循行。其中，分布在上肢外侧的称为手三阳经，分布在下肢外侧的，则称为足三阳经。

换句话说，十二经脉在体表左右对称地分布于头面部、躯干与四肢，纵贯机体全身：六阴经分布于四肢内侧和胸腹，六阳经分布于是四肢外侧和头面、躯干。

其一，头面部。十二经脉中的手三阳经终于头面，足三阳经起于头面，手三阳经与足三阳经在头面部交接，所以中医讲："头为诸阳之会。"在头面部分布的特点上来看，手足阳明经分布于面额；手太阳经分布于面颊；手足少阳经分布于耳颞；足太阳经分布于头顶、枕项。此外，足厥阴经也循行至顶。其中分布规律为：阳明在前，少阳在侧，太阳在后。

其二，躯干。十二经脉在人体躯干分布的一般规律是：足三阴与足阳明经分布在人体的胸、腹部，手三阳与足太阳经分布在肩胛、背以及腰部，手三阴、足少阳与足厥阴经则分布在腋、胁、侧腹部。

其三，四肢。十二经脉在人体四肢分布的一般规律是：阴经分布在四肢的内侧面，阳经则分布在外侧面。手三阴经在人体的上肢，分别为手太阴肺经在前、手厥阴心包经在中、手少阴心经在后；足三阴经在人体的下肢，分别为足太阴脾经在前、足厥阴肝经在中、足少阴肾经在后。其中，足三阴经在足内踝以下为厥阴在前、太阴在中、少阴在后，至内踝 8 寸以上，太阴交出于厥阴之前。手三阳经在人体的上肢，分别为手阳明大肠经在前、手少阳三焦经在中、手太阳小肠经在后；足三阳经在人体下肢，分别为足阳明胃经在前、足少阳胆经在中、足太阳膀胱经在后。

而且，十二经脉之间还有表里关系。

通过前文可知，十二经脉同时还可以分为两类：手足三阴经和手足三阳经。其中，通过经别和别络的互相沟通，可以组成 6 对"表里相合"的关系，分别是：手太阳与手少阴互为表里；手少阳与手厥阴互为表里；手阳明与手太阴互为表里；足太阳与足少阴互为表里；足少阳与足厥阴互为表里；足阳明与足太阴互为表里。正如《素问·血气形志》中所说："足太阳与少阴为表里，少阳与厥阴为表里，阳明与太阴为表里，是为足阴阳也；手太阳与少阴为表里，少阳与心主为表里，阳明与太阴为表里，是为手之阴阳也。"其中，"少阳与心主为表里"之中的"心主"，指的是手厥阴心包经。

此外，十二经脉与脏腑之间的联系，中医称之为"络属关系"。

络，指的是联络；属，指的是归属。正如前文提到过的："属六脏的六阴经和属六腑的六阳经。"归属于脏的经脉为阴经，归属于腑的经脉为阳经。因此，十二经脉的每一经脉都属于一个脏或腑，此为"属"；而与所属的脏或腑相表里的脏或腑相联络，则称为"络"。由此可见，十二经脉之中，每一经脉都与每一脏腑有着特定的关系，总体而言：阴经属脏络腑，阳经属腑络脏。正所谓"一脏配一腑，一阴配一阳"，于是形成了脏腑阴阳表里的络属关系。即"手太阴肺经与手阳明大肠经相表里，手厥阴心包经与手少阳三焦经相表里，手少阴心经与手太阳小肠经相表里，足太阴脾经与足阳明胃经相表里，足厥阴肝经与足少阳胆经相表里，足少阴肾经与足太阳膀胱经相表里"。

总之，十二经脉具有运行气血、连接脏腑内外、沟通上下等功能，因此，无论感受外邪或脏腑功能失调，都会引起经络的病变。同时，十二经脉相互之间、与脏腑之间，也有着密切的联系。因此，了解十二经脉的循行、功能和相应的联系等情况，对中医临床上防病治病有很大的意义。

第三节　十二经脉的起止和循行

根据《灵枢·经脉》所载内容，现分别描述一下十二经脉的起止和循行。

手太阴肺经：《灵枢·经脉》说："肺手太阴之脉，起于中焦，下络大肠，还循胃口，上膈属肺，从肺系横出腋下，下循臑内，行少阴心主之前，下肘中，循臂内上骨下廉，入寸口，上鱼，循鱼际，出大指之端；其支者，从腕后直出次指内廉出其端。"意思是，手太阴肺经起始于中焦腹部，下联络大肠，返回沿着胃的上口，上膈膜，隶属于肺。再从肺系（与肺连接的气管、喉咙等）横走而出腋下，沿着上臂的内侧，行在手少阴和手厥阴两经的外面，下至肘中，沿前臂内侧和掌后高骨的下部边缘，入寸口，沿着鱼际的外缘，出拇指尖端。它的支脉从手腕后，直出食指尖端的内侧，与手阳明大肠经相接。

手阳明大肠经：《灵枢·经脉》说："大肠手阳明之脉，起于大指次指之端，循指上廉，出合谷两骨之间，上入两筋之中，循臂上廉，入肘外廉，上臑外前廉，上肩，出髃骨之前廉，上出于柱骨之会上，下入缺盆，络肺，下膈，属大肠。其支者，从缺盆上颈贯颊，入下齿中，还出挟口，交人中，左之右，右之左，上挟鼻孔。"意思是，手阳明大肠经起始于食指的尖端，沿着食指的上侧上行，出合谷穴拇指与食指的歧骨之间，向上进入腕上两筋的凹陷处，沿着上臂外侧的上缘，进入肘弯的外侧，再沿上臂后边外侧向上循行，至于肩部，出肩端的前部边缘，向上出于肩胛之上，与诸阳脉会于大椎穴，然后下入锁骨窝，与肺联络，下贯膈肌，入属大肠。它的支脉，从锁骨窝走颈部，通过面颊，下入齿缝，回过来绕至上唇，左右两脉交叉于人中，左脉向右，右脉向左，上挟于鼻孔两旁，脉气由此与足阳明胃经相接。

足阳明胃经：《灵枢·经脉》说："胃足阳明之脉，起于鼻之交頞中，旁纳太阳之脉，下循鼻外，入上齿中，还出挟口环唇，下交承浆，却循颐后下廉，出大迎，循颊车，上耳前，过客主人，循发际，至额颅；其支者，从大迎前下人迎，循喉咙，入缺盆，下膈，属胃，络脾；其直者，从缺盆下乳内廉，下挟脐，入气街中；其支者，起于胃口，下循腹里，下至气街中而合，以下髀关，抵伏兔，下膝膑中，下循胫外廉，下足跗，入中指内间；其支者，下膝三寸而别下入中趾外间；其支者，别跗上，入大趾间出其端。"意思是足阳明胃经起始于鼻翼旁的迎香穴，旁行与足太阳经相交，向下沿着鼻外侧，入上齿中，还出，挟口两旁，环绕嘴唇，在承浆穴处相交，退回沿腮下后下缘，出大迎穴，沿着颊车穴，上行过耳前穴，经过客主人穴，沿着发际，至于额颅。分支从大迎穴的前面，向下循行至人迎穴，沿着喉咙入于锁骨窝，下贯膈肌，属胃，与脾脏联系。直行向下的一支，从锁骨窝向下至于乳房内侧，向下挟脐两旁，入少腹下方毛部两旁的气街穴。又一分支，起始于胃下口幽门处，下循腹腔内，至于气街穴，与直行的经脉会合，沿髀关穴，抵达伏兔穴，下至膝膑，沿胫骨前缘外侧，下行至于足背，下入中趾内侧。另一分支，从膝下三寸处的足山里穴分出，下行至于足中趾外侧。又一分支，从足背面的冲阳穴分出，进入足大趾内侧，直出大趾尖端的隐白穴，与足太阴脾经相交。

足太阴脾经：《灵枢·经脉》说："脾足太阴之脉，起于大趾之端，循趾内侧白肉际，过核骨后，上内踝前廉，上踹内，循胫骨后，交出厥阴之前，上膝股内前廉，入腹，属脾，络胃，上膈，挟咽，连舌本，散舌下；其支者，复从胃，别上膈、注心中。"意思是，足太阴脾经起始于足大趾尖端的隐白穴，沿着大趾内侧的白肉际，经核骨，上行至于内踝前边，又上行至于小腿肚，沿着胫骨后方，交出足厥阴肝经之前，上行膝股内侧前边，入腹部，属脾，散络于胃，上过膈肌，挟食道旁，连于舌根，并散步舌下。它的支脉，从胃腑分出，别出上走膈肌，注于心中，与手少阴心经相接。

手太阴心经：《灵枢·经脉》说："心手少阴之脉，起于心中，出属心系，下膈，络小肠；其支者，从心系，上挟咽，系目系；其直者，复从心系却上肺，下出腋下，下循臑内后廉，行太阴心主之后，下肘内，循臂内后廉，抵掌后锐骨之端，入掌内后廉，循小指之内，出其端。"意思是，手太阴心经起始于心脏中，出属于心系，向下贯穿膈膜，联络小肠。它的分支，从心系向上循行，挟食道上端两旁，关联到眼球与脑相连的目系。另有直行的脉络，从心系上行于肺部，向下斜出腋下的极泉穴，沿着上臂内侧的后边，行于手太阴肺经和手厥阴心包经的内侧，下行肘内，沿前臂内侧的后边，到手掌后小指侧高骨之端，进入掌内后缘，沿着的小指的内侧，出其末端。脉气与手太阳小肠经相连。

手太阳小肠经：《灵枢·经脉》说："小肠手太阳之脉，起于小指之端，循手外侧，上腕，出踝中，直上循臂骨下廉，出肘内侧两骨之间，上循臑外后廉，出肩解，绕肩胛，交肩上，入缺盆，络心，循咽，下膈，抵胃，属小肠；其支者，从缺盆循颈上颊，至目锐眦，却入耳中；其支者，别颊上䪼抵鼻，至目内眦，斜络于颧。"意思是，手太阳小肠经起始于手小指尖端的少泽穴，沿着手掌外侧向上循行，入腕部，出小指侧的小海穴，直上循前臂骨的下边，出行肘内侧两骨之间，向上循着上臂外侧的后缘，出行至肩关节后缘，绕行肩胛，交于肩上，入锁骨窝，联络心脏。再沿着咽部下行，贯穿膈膜，至于胃部，入属小肠。它的分支，从锁骨窝沿着颈部上至颊部，至于眼外角，折回进入耳中。另一分支，从颊部分出，至于眼眶下，至鼻，再至于内眼角，斜行络于颧部。脉气与足太阳膀胱经相接。

足太阳膀胱经：《灵枢·经脉》说："膀胱足太阳之脉，起于目内眦，上额，交巅；其支者，从巅至耳上角；其直者，从巅入络脑，还出别下项，循肩髆内，挟脊，抵腰中，入循膂，络肾，属膀胱；其支者，从腰中下挟脊，贯臀，入腘中；其支者，从髆内左右，别下贯胛，挟脊内，过髀枢，循髀外，从后廉，下合腘中，以下贯腨内，出外踝之后，循京骨，至小趾外侧。"意思是，足太阳膀胱经起始于内眼角，向上过额，交于头顶。它的分支，从头顶分出至于耳上角。它的直行经脉，从头顶入内络于脑，还出，下行过项，沿着肩胛内侧，夹脊旁，至于腰中，沿着脊旁筋肉深入，属于膀胱。另一分支，从腰中分出，夹脊旁，通过臀部，入于膝腘窝中。背部另一分支，从左右肩胛内侧，分别下行，通过肩胛，挟行脊内，经过髋关节部，沿大腿外侧后缘，向下行会于窝中。又向下通过小腿肚，出外踝后方，沿京骨，至于小趾外侧。脉气与足少阴肾经相接。

足少阴肾经：《灵枢·经脉》说："肾足少阴之脉，起于小趾之下，邪走足心，出于然谷之下，循内踝之后，别入跟中，以上腨内，出腘内廉，上股内后廉，贯脊，属肾，络膀胱；其直者，从肾上贯肝膈，入肺中，循喉咙，挟舌本；其支者，从肺出络心，注胸中。"意思是，足少阴肺经起始于足小趾下面，斜走足心涌泉穴，出于然谷穴之下，沿着内踝后缘，另入足跟，向上沿着小腿肚，出腘内侧，上行股内侧后缘，穿过脊部，属肾，与膀胱联系。其直行的经脉，从肾上行，穿过肝和膈膜，入肺，沿着喉咙，归于舌根。另一分支，从肺中分出，与心脏联系，注于胸中，与手厥阴心包经相接。

手厥阴心包经：《灵枢·经脉》说："心主手厥阴心包络之脉，起于胸中，出属心包络，下膈，历络三焦；其支者，循胸出胁，下腋三寸，上抵腋下，循臑内，行太阴少阴之间，入肘中，下臂，行两筋之间，入掌中，循中指，出其端；其支者，别掌中，循小指次指，出其端。"意思是，手厥阴心包经起始于胸中，出属于心包络，下穿膈肌，联络胸腹的上、中、下三焦。它的分支，循行胸中出走胁部，在腋下三寸的部位，又向上行至腋下，沿上臂内侧，行于手太阴肺经和手少阴心经之间，入肘中，下臂，行手掌之后两筋之间，进入掌中，沿着中指，至于指端。另一分支，从掌内分出，沿着无名指直达指端。脉气与手少阳三焦经相接。

手少阳三焦经：《灵枢·经脉》说："三焦手少阳之脉，起于小指次指之端，上出两指之间，循手表腕，出臂外两骨之间，上贯肘，循臑外，上肩，而交出足少阳之后，入缺盆，布膻中，散落心包，下膈，遍属三焦；其支者，从膻中上出缺盆，上项系耳后，直上出耳上角，以屈下颊至𩑵；其支者，从耳后入耳中，出走耳前，过客主人前，交颊，至目锐眦。"意思是，手少阳三焦经起始于无名指尖端，上出于无名指与小指之间，沿着手背行至腕部，出前臂外两骨之间，向上穿过肘部，沿着上臂的外缘，上至肩部，而交于足少阳胆经之后，入锁骨窝，分布在两乳之间的膻中，散布联络心包，向下穿过膈肌，依次统属于上、中、下三焦。它的分支，从膻中上出锁骨窝，经颈至耳后，直上出耳上角，由此屈曲向下到达面颊，至眼眶下部。另一分支，从耳后进入耳中，再出行至耳前，经过客主人穴前边，与前条支脉交于面颊，至于外眼角。脉气与足少阳胆经相接。

足少阳胆经：《灵枢·经脉》说："胆足少阳之脉，起于目锐眦，上抵头角下耳后，循颈行手少阳之前，至肩上，却交出手少阳之后，入缺盆；其支者，从耳后入耳中，出走耳前，至目锐眦后；其支者，别锐眦，下大迎，合于手少阳，抵于𩑵，下颊车，下颈，合缺盆，以下胸中，贯膈，络肝，属胆，循胁里，出气街，绕毛际，横入髀厌中；其直者，从缺盆下腋，循胸，过季胁，下合髀厌中，以下循髀阳，出膝外廉，下外辅骨之前，直下抵绝骨之端，下出外踝之前，循足跗上，入小趾次趾之间；其支者，别跗上，入大指之间，循大指歧骨内，出其端，还贯爪甲，出三毛。"意思是，足少阳胆经起始于眼外角，向上达额角，下行绕至耳后，沿着颈侧，行于手少阳三焦经之前，至肩上，又交叉于手少阳三焦经之后，进入锁骨窝。它的分支，从耳部的风池穴穿过耳中，出走耳前，到眼角外。另一分支，从外眼角分出，下行至大迎穴附近，与手少阳三焦经会合，至目眶下，下经颊车，下颈，与锁骨窝相合，然后下行胸中，穿过膈膜，络肝，属胆，沿胁内，出气街穴，绕过耻骨上缘阴毛边际，横入髋关节。它的直行经脉，从足背分出，入足大趾间，沿着大趾的骨缝，至其尖端，又返回贯穿爪甲，出三毛。脉气与足厥阴肝经相接。

足厥阴肝经：《灵枢·经脉》说："肝足厥阴之脉，起于大趾丛毛之际，上循足跗上廉，去内踝一寸，上踝八寸，交出太阴之后，上腘内廉，循股阴，入毛中，环阴器，抵小腹，挟胃，属肝，络胆，上贯膈，布胁肋，循喉咙之后，上入颃颡，连目系，上出额，与督脉会于巅；其支者，从目系下颊里，环唇内；其支者，复从肝，别贯膈，上注肺。"意思是足厥阴肝经起始于足大趾爪甲后丛毛处的大敦穴，向上沿胫骨内侧，至内踝一寸处，向上至内踝八寸处，交叉于足太阴脾经之后，上行过膝内缘，沿大腿内侧，入阴毛中，绕阴器一周，至小腹，挟行于胃两旁，属肝，络胆，向上穿过膈膜，散布于胁肋部，沿着喉咙的后边，入鼻咽部，连接目系出于额，与督脉会合于头顶。它的另一分支，从目系分出，下行颊里，从肝分出，穿过膈膜，向上注入肺脏。脉气与手太阴肺经相接。

第四节　奇经八脉

奇经八脉是人体经络走向的一个类别。同样是经脉，奇经八脉却与十二经脉不同，既不直属脏腑，又无表里配合关系，正如中医所说的："别道奇行。"所谓奇，就是异，就是不同于十二经脉，因此称之为"奇经"。

奇经八脉的生理功能有二：其一，沟通十二经脉之间的联系；其二，对十二经脉的气血起到蓄积、渗灌等调节作用。

奇经八脉是督脉、任脉、冲脉、带脉、阳维脉、阴维脉、阴跷脉、阳跷脉的总称。现分而述之。

一、督脉的循行与生理功能

（一）循行部位

督脉起于人体小腹内，下出于会阴，向后至尾骶部的长强穴，沿脊柱上行，经颈部至风府穴，进入脑内，属脑，沿头部正中线，上至巅顶的百会穴，经前额下行鼻柱至鼻尖的素髎穴，过人中，至上齿正中的龈交穴。

（二）分支

第一支，与冲、任二脉同起于胞中，出于会阴部，在尾骨端与足少阴肾经、足太阳膀胱经的脉气会合，贯脊，属肾；第二支，由小腹直上贯脐，向上贯心，至咽喉与冲、任二脉相会合，到下颌部，环绕口唇，至两目下中央；第三支，与足太阳膀胱经同起于眼内角，上行至前额，于头顶处交会，入络于脑，再别出下项，沿肩胛骨内、脊柱两旁，到达腰中，进入脊柱两侧的肌肉，和肾脏相联络。

（三）生理功能

（1）调节阳经气血，因此中医称其为"阳脉之海"。督脉循行在人体背部，而背为阳，说明督脉对人体全身的阳经脉气具有统率、督促的作用。另外，六条阳经都与督脉交会于大椎穴，同时，督脉又对阳经有调节作用，故中医又有"总督一身阳经"之说。

（2）反映脑、肾及脊髓的功能。督脉行脊里，入络脑，又络肾。而肾能生髓，脑为髓海。因此，督脉与脑、肾、脊髓的关系十分密切。

（3）主生殖功能：督脉络肾，与肾气相通，肾主生殖，故督脉与人体的生殖功能有关。

二、任脉的循行与生理功能

（一）循行部位

任脉起于胞中，下出于会阴，经阴阜，沿腹部正中线上行，经咽喉部的天突穴，到达下唇内，左右分行，环绕口唇，交会于督脉之龈交穴，再分别通过鼻翼两旁，上至眼眶下的承泣穴，交于足阳明经。

（二）分支

由胞中贯脊，向上循行于背部。

（三）生理功能

（1）调节阴经气血，因此中医称其为"阴脉之海"。任脉循行于人体腹部正中，而腹为阴，说明任脉对人体全身的阴经脉气具有总揽、总任的作用。另外，足三阴经在小腹与任脉相交，手三阴经借足三阴经与任脉相通，因此任脉对阴经气血有调节作用，故中医又有"总任诸阴"之说。

（2）调节月经，生殖养胎。任脉起于胞中，具有调节女子的月经，促进女子生殖功能和养胎的作用，故中医又有"任主胞胎"之说。

三、冲脉的循行与生理功能

（一）循行部位

起于胞宫，下出于会阴，并在此分为二支。上行支：其前行者（冲脉循行的主干部分）沿腹前壁挟脐（脐旁五分）向上循行，与足少阴经相并，散布于胸中，再向上循行，经咽喉，环绕口唇；其后行者沿腹腔后壁，向上循行于脊柱内。下行支：出会阴下行，沿股内侧向下循行到大趾间。

（二）生理功能

（1）调节十二经气血。冲脉上至于头，下至于足，贯串全身，为总领诸经气血的要冲。当经络脏腑气血有余时，冲脉能加以含蓄和贮存；而当经络脏腑气血不足时，冲脉能给予灌注和补充，以维持人体各组织器官正常生理活动的需要。故在中医之中，冲脉又有"十二经脉之海""五脏六腑之海"和"血海"之称。

（2）主生殖功能。冲脉起于胞宫，而胞宫，即前文讲过的女子胞，冲脉则又称"血海"。因此，冲脉有调节月经的作用，与生殖功能关系密切。《黄帝内经》中说："太冲脉盛，月事以时下，故有子。"这里的"太冲脉"，即指冲脉而言。意为如果冲脉气血旺盛，那么，女子的月经就有规律，因此能生子。而针对男性而言，男子如果先天冲脉不充足，或者后天冲脉受伤，均可导致生殖功能衰退。

（3）调节气机的升降。冲脉在循行中并于足少阴，隶属于阳明，又通于厥阴，及于太阳。冲脉有调节某些脏腑的气机升降的功能。这些脏腑主要是指肝、肾和胃。

四、阴维脉的循行与生理功能

（一）循行部位

阴维脉起于足内踝上五寸足少阴经的筑宾穴，沿下肢内侧后缘向上循行至腹部，与足太阴脾经一同上行到胁部，与足厥阴肝经相合，再向上循行交于任脉的天突穴，到达咽喉部的廉泉穴与任脉会于颈部。

（二）生理功能

维脉之中的"维"字，意思是维系、维络。因此，阴维脉具有维系阴经的作用。

五、阳维脉的循行与生理功能

（一）循行部位

阳维脉起于足太阳的金门穴，过外踝，向上循行与足少阳经并行，沿下肢外侧后缘向上循行，经躯干部后外侧，从腋后上行至肩，经颈部、耳后，前行至额部，分布于头侧及项后至前额，再到项与督脉会合。

（二）生理功能

就像上述阴维脉的作用是维系阴经一样，阳维脉是维系阳经。

六、阴跷脉的循行与生理功能

（一）循行部位

阴跷脉起于足跟内侧足少阴经的照海穴，通过内踝向上循行，沿大腿的内侧进入前阴部，沿躯干腹面向上循行，至胸部入于缺盆穴，向上循行于喉结旁足阳明经的人迎穴之前，到达鼻侧，连属眼内角，与足太阳经、阳跷脉会合而向上循行。

（二）生理特点

阴跷脉濡养眼睛，同时控制眼睛的开合，以及人体肌肉的运动，可使肢体灵活矫健。

七、阳跷脉的循行与生理功能

（一）循行部位

阳跷脉起于足跟外侧足太阳经的申脉穴，沿外踝后向上循行，经下肢外侧后缘向上循行，沿胯、胁，经肩部、颈外侧，上挟口角，至于眼内角。与足太阳经和阴跷脉会合，再沿足太阳经向上循行，与足少阳经会合于项后的风池穴。

（二）生理功能

与阴跷脉一样，阳跷脉也是濡养眼睛，同时控制眼睛的开合和人体肌肉运动。

八、带脉的循行与生理功能

（一）循行部位

带脉起于季胁，斜向下循行，交会于足少阳胆经的带脉穴，绕人体一周，并于带脉穴处再向前下方沿髋骨上缘斜行到少腹。

（二）生理功能

（1）带，有"束带"之义，因此，带脉起着约束的作用。正如古代医家所言："带之为言，束也。言总束诸脉，使得调柔也。"人体纵行的各条经脉，例如足三阴经、足三阳经、任督二脉和阴阳二跷脉等，都要受带脉的约束，"总束诸脉"，从而使得经脉之间的联系能够加强，并起到协调柔顺的作用。

（2）司妇女的带下。中医常用的方法，就是通过带脉来治疗妇科病，如月经不调、闭经等。

总之，所谓"奇经八脉"，结合前文的描述，可以将之理解为：不同于十二经脉的奇异的八条经脉。

而在奇经八脉里有 8 个代表性的穴位，它们分别为：公孙、内关、临泣、外关、后溪、申脉、列缺、照海。古代流传下来了一首"八穴歌"：

> 公孙冲脉胃心胸，内关阴维下总同；
>
> 临泣胆经连带脉，阳维锐眦外关逢；
>
> 后溪督脉内眦颈，申脉阳跷络亦通；
>
> 列缺任脉行肺系，阴跷照海膈喉咙。

第五节　奇经八脉的起止和循行

根据明代典籍《针灸大成》所载内容，现分别描述一下奇经八脉的起止和循行。

督脉：《针灸大成》说："督脉者，起于少腹以下骨中央，女子入系廷孔，其孔溺孔之端也，其络循阴器，合篡间，绕篡后，别绕臀，至少阴，与巨阳中络者合少阴，上股内后廉，贯脊属肾；与太阳起于目内眦，上额交巅上，入络脑，还出别下项，循肩膊内，夹脊抵腰中，入循膂，络肾，其男子循茎下至篡，与女子等；其少腹直上者，贯脐中央，上贯心，入喉，上颐环唇，上系两目之下中央。"意为督脉起始于少腹以下的会阴部，女子入内联系廷孔，廷孔就是尿道的外端。从这里分出的脉络，沿着阴器会合于会阴部，再绕肛门的后面，别分歧别行绕臀部，至于足少阴经，与足太阳膀胱经中络会合，上股内后廉，贯穿脊部，连属于肾。与足太阳经同起始于目内眦，上行至额，交会于头顶，内入联络于脑，再回行分别下行颈项，循行于肩膊内，挟脊部两旁下行抵达腰中，入内沿膂络于肾。其在男子，沿阴茎下至会阴，与女子相同。另一条经路，从少腹直上，通过脐中央，上贯心脏，入于喉部，上行到面颊，并环绕口唇，至于两目下中央部位。

《针灸大成》又说："督脉起于下极之腧，并于脊里，上至风府，入脑上巅，循额至鼻柱，属阳脉之海。其为病也，脊强而厥，凡二十七穴。"意思是，督脉起始于下极的会阴穴，并经过脊部向上到达风府，入脑上头顶，循额至于鼻柱，为阳脉之海。本脉生病，脊强而厥逆，督脉共二十七穴。

任脉：《针灸大成》说："任脉与冲脉，皆起于胞中，循脊里，为经络之海。其浮而外者，循腹上行，会于咽喉，别而络唇口。"意思是，任脉和冲脉，都起始于胞宫，向上循脊而行，为经络之海。其外部循行，沿腹上行，抵达咽喉，又上行联系唇口。

《针灸大成》又说："任脉起于中极之下，以上毛际，循腹里，上关元，至喉咙，属阴脉之海。其为病也，苦内结，男子为七疝，女子为瘕聚。凡二十四穴。"意思是，任脉起始于中极穴下，上经阴毛处，又沿腹内上行，经关元，至于咽喉，为阴脉之海。本脉生病，多为内结之证，在男子为七疝，在女子为瘕聚。任脉共二十四穴。

冲脉：《针灸大成》说："冲脉者，与任脉皆起于胞中，上循脊里，为经络之海。其浮于外者，循腹上行，会于咽喉，别而络唇口。"意思是，冲脉和任脉都起始于胞宫，沿脊里上行，为经络之海。其外部循行，沿腹上行，至于咽喉，又上行联络唇口。

《针灸大成》又说："《难经》则曰：并足阳明之经。以穴考之，足阳明夹脐左右各二寸而上行；足少阴夹脐左右各一寸而上行。《针经》所载，冲任与督脉，同起于会阴，其在腹也，行乎幽门、通谷、阴都、石关、商曲、肓俞、中注、四满、气穴、大赫、横骨。凡二十二穴。"意思是，《难经》则说：冲脉与足阳明胃经并行。根据腧穴考之，足阳明胃经是挟脐左右各二寸而上行；足少阴肾经是挟脐左右各一寸而上行。《针经》则记载，冲任和督脉，同起于会阴，循行于腹部时，走幽门、通谷、阴都、石关、商曲、肓俞、中注、四满、气穴、大赫、横骨等，总共二十二穴。

带脉：《针灸大成》说："带脉者，起于季胁，回身一周。"意为带脉起始于季胁部，像带一样绕身一周。

《针灸大成》同时说："其脉气所发，在季胁下一寸八分，正名带脉，以其回身一周如带也。又与足少阳会于带脉、五枢、维道，此带脉所发。凡六穴。"意思是，带脉之脉气在季胁下一寸八分发生。之所以叫带脉，是因为它绕身一周，形如带状。它又与足少阳胆经的带脉、五枢、维道相会，这是带脉的脉气所行之处。总共六个穴位。

阳维脉：《针灸大成》说："其脉起于诸阳之会，与阴维皆维络于身。……其脉气所发，别于金门，郄于阳交，与手太阳及阳跷脉会于臑俞，又与手少阳会于臑会，又与手足少阳会于天髎，又与手足少阳、足阳明会于肩井；其在头也，与足少阳会于阳白，上于本神及临泣、目窗，上至正营、承灵，循于脑空，下至风池、日月；其与督脉会，则在风府及哑门。其为病也，苦寒热。凡三十二穴。"意思是，阳维脉起始于诸阳脉的会合之处，和阴维脉一样，维络全身。脉气发出后，别出于进门，阳交是其郄穴，与手太阳小肠经及阳跷脉会于臑俞穴，又与手少阳三焦经会于臑会穴，又与足少阳胆经会于天髎穴，又与手少阳三焦经、足少阳胆经和足阳明胃经会于肩井穴；在头部，与足少阳胆经会于阳白穴，上于本神穴、临泣穴及目窗穴，上至正营穴、承灵穴，循着脑空穴下至风池穴与日月穴；阳维脉与督脉的会合，则是在风府穴和哑门穴。本脉生病，苦于寒热。共三十二穴。

阴维脉：《针灸大成》说："其脉起于诸阴之交……其脉气所发，阴维之郄，名曰筑宾，与足太阴会于腹哀、大横，又与足太阴、厥阴会于府舍、期门，与任脉会于天突、廉泉。其为病也，苦心痛。凡一十二穴。"意思是，阴维脉起始于诸阴脉的会合之处。脉气发出，经过阴维的名叫筑宾的郄穴，与足太阴脾经会于腹哀、大横，又与足太阴脾经的府舍、足厥阴肝经的期门相会，又与任脉会于天突、廉泉。本脉生病，苦于心痛。共十二穴。

阳跷脉：《针灸大成》说："起于跟中，循外踝上行，入风池。"意思是，阳跷脉起始于跟中，沿外踝上行，入风池穴。

《针灸大成》又说："所发之穴，生于申脉，本于仆参，郄于附阳，与足少阳会于居髎，又与手阳明会于肩髃及巨骨，又与手太阳、阳维会于臑俞，又与手足阳明会于地仓及巨髎，又与任脉、足阳明会于承泣。凡二十穴。"意思是，阳跷起始于申脉穴，以仆参穴为本，附阳穴为其郄穴，与足少阳胆经会于居髎穴，又与手阳明大肠经会于肩髃和巨骨二穴，又与手太阳小肠经、阳维会于臑俞穴，又与手阳明大肠经、足阳明胃经会于地仓和巨髎二穴，又与任脉、足阳明胃经会于承泣穴。总共二十穴。

阴跷脉：《针灸大成》说："阴跷脉者，亦起于跟中，循内踝上行，至咽喉，交贯冲脉。其为病也，令人阳缓而阴急。故曰：跷脉者，少阴之别，起于然谷之后，上内踝之上，直上阴，循阴股入阴，上循胸里，入缺盆，上出人迎之前，入鼻，属目内眦，合于太阳。女子以之为经，男子以之为络。两足跷脉，长七尺五寸，而阴跷之郄在交信，阴跷病者取此，凡四穴。"意思是，阴跷脉也起始于跟中，沿内踝上行，至于咽喉，交贯于冲脉。本脉生病，令人下肢外侧迟缓，内侧拘急。因此说，阴跷脉是足少阴肾经的别出，起始于然谷穴的后面，上内踝之上，直上阴部，沿着大腿内侧入于阴部，上循胸内，入缺盆，向上出人迎之前，进入鼻中，连属目内眦，合于太阳。女子以之为经，男子以之为络。两足的阴跷脉，长七尺五寸，阴跷脉的郄穴是交信穴，阴跷脉病当取此穴，总共四穴。

第六节　经别、经筋、皮部、别络

一、经别

经别，全称为十二经别，指的是十二经脉由四肢之中的肘、膝以上分别出来的，循行于胸、腹及头部的支脉。经别与本经经脉的其他分支不同，一般的分支分出以后再与本经相合，而十二经别则是从阳经别出而循行体内后，仍回到本经；从阴经别出而循行体内后，却与相表里的阳经相合。

作为十二经脉中的同名经分出的纵行支脉，十二经别是在人体四肢肘膝以上部位分出，然后由浅入深，进入体腔内部，同各经所络属的脏腑相联系，再于体表浅出。阳经经别在浅出体表到头、颈等部位时，仍归入同名的经脉；而阴经经别在浅出体表后，则与其相为表里的阳经经别相会合。这种关系进一步密切了十二经脉与脏腑的里表联系，并可使十二经脉的分布和联系部位更为周密。

如此一来，不然发现，如果十二经别每一对相为表里的经别组成一"合"，那么，一共会组成"六合"。经别能够加强十二经脉中相为表里的两条经脉在体内的联系，也能够加强人体的体表与体内、四肢与躯干的联系。因此经别的分布广泛，能弥补十二经脉所不能到达之处，于是经络穴位的主治范围便得到了相应的扩大。

二、经筋

经筋，全称为十二经筋。经筋是十二经脉的附属部分，是十二经脉之气濡养筋肉、骨节的体系，属于十二经脉的外周连属部分。正如《素问·痿论》所说："宗筋主束骨而利机关也。"经筋具有约束骨骼、主司关节运动的作用。

关于经筋，明代杰出的医学家张景岳说得更为详细："十二经脉之外而复有经筋者，何也？盖经脉营行表里，故出入脏腑，以次相传；经筋联缀百骸，故维络周身，各有定位。虽经筋所盛之处，则唯四肢溪谷之间为最，以筋会于节也。筋属木，其华在爪，故十二经筋皆起于四肢指爪之间，而后盛于辅骨，结于肘腕，系于关节，联于肌肉，上于颈项，终于头面，此人身经筋之大略也。"

因此，经筋对于维持人体正常的运动功能起着至关重要的作用。此外，还因为经筋满布于人体躯干和四肢的浅部，所以对机体相应的脏器组织具有一定的保护作用。

三、皮部

皮部，全称为十二皮部，是人体的体表皮肤按十二经脉的循行分布而划分的区域，是经络系统的重要组成部分。十二经脉及其所属络脉，在人体体表有一定的循行分布范围，因此与之相应，全身的皮肤也被划分为12个部分。

皮部是包裹人体的最外层，有保护机体、抵御外邪侵袭的作用。此外，皮部还可以分泌汗液，同时起到调节人体温度以适应四时气候变化的作用。再有，皮部是十二经脉之气散布的部位，与人体内脏腑构成整体的联系，因此，皮部的色泽变化、斑疹和敏感点等，是中医望诊、切诊的重要内容。例如皮部见青紫色多为痛证；红色则多为热证；白色多为寒证或虚证。皮部理论在临床治疗上同样也具有重要意义，例如针灸、按摩、拔罐、水疗、泥疗等多种中医理疗方法，都是先作用于皮部的。

四、别络

别络，是指"十二正经别走邻经之络脉"的简称。在中医看来，别络属"络脉之较大者"。十二经脉与任督脉二脉各有一别络，此为十四条，再加上"脾之大络"，合为十五别络。《难经·二十三难》说："别络十五，皆因其原，如环无端，转相灌溉，朝于寸口人迎，心处百病而决死生也。"

别络，同时又是从经脉中分出来的支脉，大多分布于体表。上文讲述，别络有十五条，不过，如果再加上"胃之大络"，则又可称之为十六别络。

别络是络脉系统中主要的部分，也是络脉的主干，对人体全身无数细小的络脉起着主导作用。从别络所分出的细小络脉，中医称之为"孙络"，即《灵枢·脉度》所说的"络之别者为孙"；分布于皮肤表面的络脉，称之为"浮络"，即《灵枢·经脉》所说的"诸脉之浮而常见者"。络脉从较大的别络分出后，脉气逐渐细小，同人体各部组织发生紧密联系。别络多为斜行的支脉，其分布也均有一定的部位。

在人体四肢方面，阴经的络脉走向与其相为表里的阳经，阳经的络脉走向与其相为表里的阴经，从而沟通表里两经的目的，且有循行路线可补充经脉循行之不足。

在人体躯干方面，共有三络分布于躯干的身前、身后和身侧，即任脉的络脉散布于机体腹部；督脉的络脉循行于机体背部，散于头上并别走足太阳经；脾的大络散布于机体胸胁部。如此一来，就加强了人体前、后、侧面的统一联系。

第五章 体 质

本书前面的内容，着重讲的是共性的东西，比如脏腑、经络、形体、官窍、精、气、血、津液、神、魂、魄、意、志，以及怒、喜、思、悲、恐等相同的心理活动，这些都是人体的共同的生理特性。但正如"世界上没有完全相同的两片树叶"，更何况是更加复杂的人类。因此，每一个人必定是有一些差异的，比如个体的形质、机能、心理等诸多方面，都有自己的特殊性，而这种个体在生理上的身心特性便称之为体质。

第一节　体质的内容和分类

其实体质对于人类来说，依旧不是完全固定的。比如一个人的机体，可能是几种体质的组合，抑或是体质的转化等。同时，体质也影响着人对自然、社会环境的适应力，和对疾病的抵抗能力，以及发病过程中对某些致病因素的易感性，和疾病发展的倾向性等，进而影响疾病的类型。所以，体质使人体的生、老、病、死等生命过程带有明显的个体特异性。而在学习中医的过程中，需要明白，既要学习知道体质，但不可以完全拘泥于体质。中国有句古话，叫"龙生九子，各有不同"，这个道理同样适用于体质，相对于固定的概念，变化更加要引起人们注意，所以一定要保持灵活。

随着生活条件的改善和人们对于养生的重视，关于体质的内容，也逐渐被大众知晓，尤其是步入老年的人们，对此更是关注。除了自己注意养生，同时还会指导他们的孩子。所以对中医感兴趣的人群，自然对体质的了解比较迫切。

接下来具体说一下体质的相关内容。

首先，对于体质的划分有一定的规定，因此衍生出比如体质辨识机器等一系列测评方式，在中医越来越走进大家视野的现在，经常会从非医学从业者口中，听到诸如"我就是痰湿体质""我就是气虚体质"之类的话。那么，是不是真的有这些体质的存在呢？在体质的九分法当中会有气虚体质、气郁体质等体质的划分，会有关于性格、形体特点的描述，笔者认为这些是有一定可变性在的。就像气虚体质的人虽然多为体瘦的人，但是也依然有形盛而气虚的情况存在。而在性格方面，因为人们现在社会属性的广泛化，真实的性格很可能会被掩盖，因此怎样的判定标准是准确的呢？这么多的体质分类方法人们该相信哪一种呢？实际上，无论何种分类方法，在中医理论之中，最根本的东西还是阴阳，所以本书在这里就从阴阳的角度简单介绍一下体质的相关内容。这里需要注意的是，在学习中医的过程中，这方面的内容做一个简单的了解即可，不需要事事都要套用体质学说。

第一种是阴阳平和质。

从中医基础上来讲，平和体质的本质就是阴阳平衡。那么，这类体质都有哪些表现呢？即性格上是随和开朗的，体型上是均匀强壮的，而对自然环境和社会环境的适应性也是增强的。但从笔者的角度，认为体质分类的标准不应该是由其他人观察得来的，而应该是个体本人实际评估出来的，毕竟现在的人都有着现代社会属性，要在大众面前表现出大方得体、开朗大气等性格特点，但是否本人真的如此，恐怕只有这个人自己才知道，所以这里要提醒中医学习者，自己客观评估出来的才是相对准确的。

第二种是偏阳质。

生活中经常会看到有些人看起来瘦瘦的，可是就是有用不完的精力，还有的人虽然身体很瘦，但是食量却显得与身形并不相符，当然这里一定要排除疾病。像这些其实就是偏阳体质的一些表现。那么，什么叫偏阳体质呢？简单来说，就是具有亢奋、偏热、多动等特点的体质类型。生活中的个人特点里只要是符合这些特点的，就可以断定是偏阳体质。这种体质在生活中对风、暑、热等阳邪的易感性较强，受邪后发病多表现为热证、实证，并且易化燥伤阴，内伤疾病多见火旺、阳亢等证。但从上文这些易感病邪以及发病后的表现的描述中，可以看出里面会有"易感性、多见"等词语，这也是在提醒学习中医的人们，这些特点不是偏阳体质特有的，而且也不是偏阳体质都会出现的，所以在日常生活中，还是要辩证地看待这种体质。那么，偏阳体质的人平时应该注意些什么呢？这也是很多对中医感兴趣的人都很关心的问题。因为偏阳体质的人阳气偏亢，多动少静，久则必有耗阴的趋势，所以在生活中，要防止操劳过度、思虑不节、纵欲失精、嗜食辛辣等。

第三种是偏阴质。

日常生活中，经常听到有人说："春秋乱穿衣。"而仔细观察一下现实，其实这话真的很有道理。例如，春天的时候，会发现有的人穿羽绒服，有的人穿薄外套，有的人甚至会穿短裤，同样的温度，为什么有的人不怕冷，有的人却怕冷？这就是体质的不同造成的。同样温度下，仅穿一件单薄的外套就可以觉得不冷，这就是上文所说的偏阳质的人的表现。而相反，同样的温度下，必须穿羽绒服才觉得不冷，则是另外一种体质，即偏阴质。所谓偏阴质就是具有抑制、偏寒、多静等特点的体质类型，生活中只要不是在疾病的状态下，同是符合以上所说的那些特点就可以断定是偏阴质了。具有这种体质特征的人，对于寒湿等阴邪的易感性较强，这就好像是前文已经提到过的，中医的一个很重要的概念，那就是"同气相求"，所以这种体质的人在受邪之后多表现为寒证、虚证，即使是表证也容易传里或直中内脏，内伤杂病多见阴盛、阳虚之证。因此，这类体质的人在平时就要注意不要损伤阳气。

以上划分方法叫作"阴阳分类法"，属于中医基础的分类法。其他还有五行分类法、肥瘦分类法、脏腑分类法等，作为初学中医的人，只需要了解这些概念即可。

第二节 体质与发病、治疗

体质与先天因素、自然环境、社会环境等众多因素相关。先天因素如先天性生理缺陷等，造就的特殊体质。自然环境如生活在海边的人，由于气候温和，光照强，食物多以鱼类为主，因此易形成腠理疏松、皮肤黝黑的体质。而在社会环境方面，例如体力劳动少的人，体质虚弱，容易患外感性疾病。同时，因为现代社会饮食种类越来越多，使得不少人每天摄入的食物具有高热量高脂肪的特点，因此容易有高血压、高血脂、高血糖的问题。

就是这种由于众多不同因素交错而形成的每人不同的体质，却与发病有着紧密的联系。

外界病邪虽然会不断侵袭人体，但能否发病，一般取决于机体的体质。而配合上文内容，个体体质的特殊性，往往也会导致人体对某种病邪的易感性。例如，阳气素弱的机体，多易病寒；阴气素衰的机体，多易病热；肥胖的人，多痰湿，易中风；瘦弱的人，多上火易劳嗽等。同时，体质对疾病的性质和转归也有很大影响。例如，同样是受到湿邪侵袭，阳热之体得之，则湿从阳化热，成为"湿热"；阴寒之体得之，则湿从阴化寒，成为"寒湿"。其原因在于由于体质的不同，使得人体对病邪有化寒、化热、化湿、化燥等不同的转化。当然，这些现象是相对的，因为在临床治疗过程中，患者的体质还可能受到其他多种因素的影响而发生变化。

而在疾病的治疗方面，由于体质的特点，中医则一般使用以下方法进行治疗。

其一，因人施治。孔子之所以能成为至圣先师，其中一个原因是他做到了"因材施教"，每个人的天赋禀性是不一样的，治疗疾病也是如此。人的体质有强弱之殊、寒热之异，因此在临床治疗过程中，必须结合患者平素的体质进行治疗。此外，年龄、性别、生活条件、地理环境等造成的体质差异，在治疗中也都应予以重视。

第二，同病异治、异病同治。这是因为：一方面，由于不同的人有体质上的差异，即使同患一种疾病，也可以表现出不同的证型，因此在临床上要同病异治；另一方面，即使是不同的致病因子导致的不同的疾病，但由于患者的体质在某些方面有共同点，因而出现相同或类似的病机和临床证型，从而对患者施以相同或类似的治法，这就是异病同治。

第三，视体质用药。这是很容易理解的概念。根据不同的体质，必须施以符合相应体质的药，才能够做到药到病除。例如按照中医所说："阳虚质宜益火温补，忌苦寒泻火；气虚质宜补气培元，忌耗散克伐。"当然，相反，如果只专注于病证本身，而忽略了患者的素常体质，则在治疗过程中，就很容易出问题。

第六章 病 因

凡能导致疾病发生的原因，都称为病因，就像正常人不会无缘无故地哭，也不会无缘无故地笑，天下没有免费的午餐，所有事情的发生都有一定的原因。治疗疾病，必须要找到发病的原因。

病因的种类繁多，比如六淫、疠气、七情内伤等。鉴于病因的多样性，为了说明各种病因的性质和致病特点，古人一直在探索将病因进行分类，经过一系列的研究，现在形成的病因分类的方法，是根据病因的来源、形成、发病途径及致病特点的不同，将病因分为六淫、疠气、七情内伤、饮食失宜、劳逸失度、病理产物、其他病因七类。

辨别病因是通过外在的症状和体征表现，推求内部的病因，分辨出是七种病因之中的哪一种。这种方法就是中医所说的"辨证求因"，也称为"审证求因"。

七种病因之中的疠气，简单讲，是指具有强烈的致病性和传染性的外感病邪。中医又称之为"疫毒""疫气""毒气""乖戾之气"等。疠气导致的疾病，又称为"瘟病""疫病"，或者瘟疫病。猩红热、鼠疫、霍乱等。由于这类疾病只是在古代多发，而在现代社会则不太常见，因此，对于中医的初学者来说，只需要了解一下就好。在七种病因之中，本书只详细讲解疠气之外的六种。

第一节 六淫

六种病因，先讲六淫。

风、寒、暑、湿、燥、火本是自然界六种不同的气候变化，是万物生、长、化、收、藏，和人类赖以生存的必要条件，也叫作"六气"。正常情况下，它们并不会导致疾病的发生。例如夏天是暑热的季节，但是只要适当避暑，就不会出现中暑导致不适，这说明人们长期生活在六气交互更替的环境中，对其产生了一定的适应能力，一般不会致病。不过，超过一个人本身的适应能力，则会致病。例如在天气寒冷的冬季，身体羸弱的人就容易得病，这是因为他们本身正气相对不足。所谓正气，就是一身之气相对于邪气的称谓，具有抗病、驱邪、调节、修复等作用的一类精微物质。即使邪气不存在，正气也是存在的。所以当自然界气候异常变化，超过人体的适应能力，或者人体正气不足，抵抗力下降，不能适应气候变化，甚至气候没有变化，也会导致发病，这时候伤人的六气，就变成了六淫。

六淫伤人，可以从两个方面来理解。第一，就好像"窦娥冤"的故事所描述的，六月本属夏季，下雨的季节，但却出现飘雪的现象，这就属于"非其时而有其气"。现实生活中，则有可能会听到人们说："今年是暖冬，以往这个时候已经温度在零下，但现在还在零上，真是不正常。"这就是上述"自然界气候的异常变化"，即与该地区常年周期气候变化相比，或太过，或不及，或非其时而有其气，这时候六气淫盛，变为六淫侵入人体而发病。

第二，则主要强调前文所说的人体正气的因素。比如气候剧变时，人体正气充足，就不会受影响而致病，但是如果人体正气相对不足，就有可能会发病，就像上述身体羸弱的人一样，即使气候正常，因为正气不足，也会容易发病。

六淫的共同致病特点有四。

第一，外感性。

前文已述，风寒暑湿燥火，本是自然界的正常气候变化，只有在气候异常变化或人体正气相对不足时才会有疾病发生，其侵犯途径多为通过肌表、口鼻而入，或者两者同时受邪，这就是外感性的含义。

第二，季节性。

人会在夏季中暑，但在寒冷的冬季则不会，这是因为暑邪在夏季当令，只在夏季的时候出现。这也是六淫致病的一个特点，即与时令气候变化密切相关，所以又称其为"时令病"。但就像在夏天也可以出现风寒感冒，在冬天也可以出现风热感冒，在春季也可以表现为口鼻干燥，这是因为气候异常变化具有相对性，与同时期气候相比热或者寒，等等，但终归是与时令气候变化密切相关的。

第三，地域性。

例如在四川地区，当地不少人说之所以吃辣椒，就是为了克服本地潮湿的气候，但在寒冷干燥的北方则不会如此，这就是地域特点。所谓的六淫致病的地域性，是指与生活、工作的区域环境密切相关，比如西北多燥病、东北多寒病、江南多湿病、长期高温作业者则多燥热或火邪为病。

第四，相兼性。

六淫邪气既可以单独致病，也可以两种以上同时侵犯人体而为病。在生活中比较常见的，比如感冒的时候，通常不单单是因为风邪，而多为风寒同时致病或风热同时致病；再比如夏天感冒的时候，人除了感觉到怕冷发热之外，还会感觉到胃部满闷不适，同时出现大便稀薄甚至水样的现象，有时还会伴随着恶心想吐，这就是暑湿感冒的特点，也是两种邪气同时致病的表现。

除了共同致病特点，六淫也有各自的性质和致病特征。六淫，在中医上是六种外感病邪的统称，具体包括风邪、寒邪、暑邪、湿邪、燥邪和火邪。现分而述之。

第一，风邪。

风为春季的主气，但其实每个季节都会有。风的特性，看不到摸不着的，是流动的，是发散不聚集的，是无孔不入的，不是聚集的。六淫中的风邪，也保持着相似的特性，这也是中医上取类比象的一个具体应用。风邪的概念就是"具有善动不居、清扬开泄等特性的外邪"。

风邪的性质和致病特征有四。

其一，中医认为"风为阳邪，清扬开泄，易袭阳位"。

风邪是善动不居的，具有轻扬、升发、向上、向外的特性，这都是阳的属性，所以说风为阳邪。其性开泄，通俗而言，每个人都体会过出汗，出汗多的时候甚至会看到一颗一颗的汗珠，这个过程就需要腠理的宣泄开张来配合，而风的开泄，就是指的腠理的宣泄开张。所以在出汗的时候，在中医会提示要防范风邪趁机侵入身体。风邪侵袭，容易伤及人体的上部、阳经和肌表，使皮毛腠理开泄。所以才有一种说法叫作"伤于风者，上先受之"。因此在日常生活中需要注意，例如夜里在风大的时候，不要窗户大开当风睡觉，再如不在出汗后立刻冲到凉爽的环境中吹冷风等。毕竟腠理开泄的时候为邪气提供了一定的便利条件，更容易让外邪侵入。

其二，中医认为"风性善行而数变"。

善行，是指风性游移不定，所以由风邪导致的疾病，会表现为病位游移、行无定处的特征。比如关节疼痛，一会儿在小手指，一会儿在大拇指，一会儿又在膝关节，这就是善行的表现。数变，则指风邪致病变幻无常，发病迅速；同时，以风邪为先导的外感病，一般发病急，传变也较快。例如，有的人中风，往往就是睡醒一觉，发现嘴㖞眼斜，口角流涎；或者，晚上睡前还好好的，第二天早晨起床时，却出现头面浮肿，这就是"数变"的具体含义。

其三，中医认为"风性主动"。

这里的"主动"，是指风邪致病具有动摇不定的特征。例如，风邪侵入头面，可见到口眼㖞斜的症状。再如，机体被金属造成外伤，伤口被风邪侵入，形成破伤风，从而成为中医所说的"金刃外伤，复受风毒"，而出现四肢抽搐、角弓反张等症状。其他常见的表现，还有眩晕、震颤、直视上吊等。

其四，中医认为"风为百病之长"。

风为百病之长有两个方面的含义。第一，是指风邪常兼他邪合而伤人，为外邪致病的先导。因为四季都有风邪，其性善动，寒、湿、暑、燥、热诸邪常依附于风而侵犯人体，从而形成风寒、风热、风湿、风燥等证。常见的如风寒感冒、风热感冒等。第二，是指风邪袭人致病最多。首先，风邪终岁常在，所以发病机会多；其次，风邪无孔不入，人体的表里内外皆可遍及，侵害不同的脏腑组织，由此可以引起多种病证。例如风邪侵入到肺脏，就会出现咳嗽的症状；侵入到筋骨关节，就会出现筋骨关节游走性疼痛；侵入体表，就会出现全身瘙痒。所以古人甚至将风邪作为外感致病因素的总称。

因此在现代养生的理念中，会提倡禁止彻夜吹空调，禁止睡觉的时候开窗，因为即使是在夏天，夜晚的风对于人体也是有损害的，尤其是睡着之后，身体处于完全放松的状态，这时候风邪更容易侵袭人体而致病。

第二，寒邪。

凡致病具有寒冷、凝结、收引特性的外邪，都称为寒邪。例如感冒的时候，人会感觉怕冷，想多盖几层棉被，多穿几件衣服，这就是寒冷的特性。再如，当背部受到寒邪的时候，人会感觉整个身体皱皱巴巴，就像今年又长高了，穿上去年的紧身衣会觉得很束缚一样，这就是收引的特性的表现——众所周知，水在 0℃的时候就会结冰，变成冰块，体积增大，这就是凝结的特性。

一般而言，寒邪的发病季节，是冬季。寒，是冬季的主气。如果寒冷太过，伤人致病则为寒邪，当冰天雪地、北风凛冽的时候，伤于寒的人多，故说冬多寒病。但多见于冬季，并不代表其他季节不会有寒邪出现。实际上，人在冬季之外也有可能受到寒邪的侵入，例如气温骤降、冒雨涉水、汗出当风、空调过凉等，都是人受寒邪的重要原因。

寒邪侵入人体所致病证，称为外寒病症。寒克肌表，郁遏卫阳者，称为"伤寒"。例如仅表现为身体怕冷、流鼻涕，添加衣被就可以缓解发热，这就是伤寒的表现。寒邪直中于里，伤及脏腑阳气者，称为"中寒"。例如突然寒战不止，面色青紫，上吐下泻，肚子疼痛，这就是脾胃中寒的表现。

寒邪的性质和致病特征有三。

其一，中医认为"寒为阴邪，易伤阳气"。

寒为阴气盛的表现，故称为"阴邪"。正常情况下，冬季虽然寒冷，但人们并不是一到冬季就会得病，是因为当寒邪侵入人体的时候，机体的阳气会奋起反抗，来制阴祛寒，但当寒邪过盛的时候，阳气不仅不足以驱除寒邪，反而被寒邪所侵害，所以寒邪最易损伤人体的阳气。

其二，中医认为"寒性凝滞"。

凝滞，即凝结阻滞。寒邪凝滞，即指寒邪侵入，易使气、血、津液凝结、经脉阻滞之意。通过前文可知，人体的气血津液，之所以畅行不息，全赖一身阳和之气的温煦推动，一旦阴寒之邪侵犯，阳气受损，失于温煦，就容易导致经脉气血运行不畅，甚至凝结阻滞不通，不通则痛。所以，疼痛是寒邪致病的重要临床特点。这就是为什么在日常生活中，当人们肚子着凉，会感觉肚子疼；也是为什么女子在月经期间冒雨涉水，会出现肚子疼的原因。

当然，不是所有的疼痛都跟寒邪有关系。例如，一个人如果感觉是针扎样的疼痛，这是瘀血引起的；如果感觉是身体这疼一下那疼一下，这是气滞疼痛；如果觉得疼痛像衣服一样绞在一起那种疼痛，这是气结疼痛。

那么，如何才能判断是寒邪引起的疼痛呢？一方面，要有明显的受寒原因，就像前文所说的"肚子着凉、冒雨涉水"等；另一方面，寒邪的疼痛具有"得温则减、遇寒则剧"的特点。例如着凉之后肚子疼痛，贴一个暖宝宝或者喝一碗姜汤可以得到缓解；相反，如果继续吃冷饮，肚子的疼痛则会加重。由上述两个方面，可以辨别是否是寒邪引起的疼痛。由前文讲述风邪的内容可知，风是无孔不入的，寒邪与风邪比较，虽然没有达到那个程度，但是也会侵犯人体不同的部位，因此也会出现各种各样疼痛的症状。例如，寒邪克肌表经络，气血凝滞不通，因为肌表是遍布全身的，所以会出现头、身、肢体、关节疼痛；再如，人在风寒感冒之后，会感到全身肌肉酸痛，也是这个原因导致的。而寒邪直中胃肠，则会出现脘腹剧痛。如果寒克肝脉，就会出现肝经循行路线上的疼痛，比如少腹或阴部冷痛等。

其三，中医认为"寒性收引"。

收引，即收缩牵引之意。寒性收引，是指寒邪侵袭人体，可使气机收敛，只要是气运行的地方，是寒邪可以侵入的地方，都会表现出收缩而挛急的症状，比如腠理、经络、筋脉等。中医有一个概念叫"闭"。如果寒邪侵及肌表，毛窍腠理闭塞，卫阳被遏，不得以宣泄，就会出现发热、恶寒、无汗等表现。因为卫阳被遏，所以阳壅于内，阳盛则热。因为卫阳被遏于内，所以不能达于肌表而温煦体表，就会出现恶寒，腠理收闭，汗液不得外泄，所以就会表现出无汗。寒客经脉，则气血凝滞，血管收缩，所以会出现头身疼痛，脉紧。

第三，湿邪。

凡致病具有重浊、黏滞、趋下特性的外邪，称为湿邪。湿为长夏的主气，而长夏指的是夏至至处暑这个时段。它的特点是天气很热，同时雨水也很多，热蒸水腾，潮湿充斥，为一年中湿气最盛的季节。这就类似于烧水，烧水要有水和火，火加热水，一般水到达100℃就会沸腾，同时会产生水蒸气，这时候如果是在一个相对密闭的空间，人就会有闷热和潮湿感，上面说的湿气的就是这个道理。若湿气淫盛，伤人致病，则为湿邪。因为湿邪长夏最盛，所以湿邪为病，长夏为多，但其他季节也会有，疾病即称为外湿病证。生活中，气候潮湿、涉水淋雨、居住潮湿、水中作业等，都会感受湿邪，其侵入人体多隐缓不觉，所以会导致多种病变。

湿邪的性质和致病特征有四。

其一，中医认为"湿为阴邪，易损伤阳气，阻遏气机"。

之所以说湿为阴邪，是因为水属阴，而湿也为重浊有质之邪，与水是同类，所以也属于阴邪。众所周知，阴阳是对立制约的，而正常机体的阴阳对人体都是有帮助的，所以二者也是互根互用的，总之，阴阳在人体内的最佳状态，就是保持动态的平衡。

但是如果有外来的邪气，机体的阴阳这时候都是正气，身为正气的阳气就会对外来的邪气进行抵御。但无论外邪能否被驱除干净，都会损伤一部分阳气，所以湿邪侵入，易损伤阳气。例如，具体到脾上，脾主运化水液，性喜燥而恶湿，所以外感湿邪，常易伤脾。湿易困脾，直接造成的影响就是脾阳不振，运化无权，从而使水湿内生、停聚，进一步表现出泄泻、水肿、小便量少等症状。

那么，湿邪"阻遏气机"又该如何理解？湿为重浊有质之邪，故侵入最易留滞脏腑、经络。这类似于管道里有了泥沙，就会影响整个管道的通畅程度。因此，湿邪留滞脏腑、经络之后，就会阻遏气机，使脏腑气机升降失常，经络阻滞不畅。例如湿阻胸膈，气机不畅，则胸膈满闷；湿阻中焦，脾胃气机升降失常，进而脾的运化和胃的受纳就会失常，则脘痞腹胀，食欲减退；湿停下焦，肾与膀胱气机不利，膀胱中的尿液不能顺利排出，就会出现小便淋沥不畅，小腹胀满。

其二，中医认为"湿性重浊"。

重，即沉重、重浊，指的是湿邪致病，会出现以沉重感为特征的临床表现。如果湿邪外袭肌表，困遏清阳，清阳不能升散，不散则壅，所以头重如束布帛，这就是《素问·生气通天论》所说的"困于湿，首如裹"。这种感觉就好像一个人手被划破了，然后会用绷带来压迫止血。如果湿邪阻滞经络关节，阳气不得布达，则可见肌肤麻木、关节疼痛重浊等。这就是人们经常听到的"湿痹"或"着痹"。重的概念了解了，那么"浊"又是什么意思？浊，即秽浊不清，指湿邪为患，容易呈现分泌物和排泄物秽浊不清的现象。如果湿浊在上则面垢、眵多；湿滞大肠，则会出现大便溏泄、下痢脓血；湿浊下注，则小便混浊；妇女白带过多，色白，质黏；浸淫肌肤，可见湿疹、流水等。

其三，中医认为"湿性黏滞"。

黏，即黏腻；滞，即停滞。湿邪致病，其黏腻停滞的特性主要表现在两个方面。一是症状的黏滞性。例如一个人如果被湿邪侵入，他会感觉大便以后并没有排干净，同时觉得嘴里黏糊糊的，就像有胶一样，舌苔则厚且黏腻，这些都是黏腻停滞的表现。二是病程的缠绵性。举个例子，众所周知，当一个人深陷沼泽地时，想要走出来是很难的，而且越是用力还可能陷得越深，湿邪的黏滞性就有点类似于沼泽。因湿性黏滞，容易阻滞气机，气不行则湿不化，胶着难解，所以湿邪为病，起病隐缓，病程较长，反复发作，或缠绵难遇，像湿疹、湿温等，都会出现病程反复，迁延不愈。

其四，中医认为"湿性趋下，易袭阴位"。

古语有云"人往高处走，水往低处流"。水属阴，有趋下之势，而湿邪为重浊有质之邪，跟水类似，也具有趋下的特性。前文已述，人体也是分阴阳的，如果从人体的上下来分，上面属于阳，下面属于阴。前文也提到过，中医有个理论叫作"同气相求"，即人体内的某种因素与外界的致病因素相对应，从而形成一定类型的疾病。湿邪为阴邪，按照同气相求理论，它就会多伤及人体下部。比如水肿、湿疹等病以下肢为多见。当然，容易伤人体下部的病邪还有上述的寒邪，因为寒邪也属阴邪。

第四，燥邪。

凡致病具有干燥、收敛等特性的外邪，都称为燥邪。听过一些富有诗意的句子，例如"香山的枫叶红了"，或者"满地金黄的落叶"等。这些描述让人想到秋天。而在中医上，只要说到燥，就一定要说到秋天，因为燥是秋天的主气。秋天天气收敛，其气清肃，气候干燥，没有那么多的水分滋润，就像古代天气冷的时候在屋子里放一个炭盆，时间久了就会有一种缺水、干燥的感觉。跟其他气一样，燥气在正常范围内不会致病，但是当燥气太过，伤人致病的时候，它就是燥邪了。燥邪伤人，多从口鼻入，首犯肺卫，形成外燥病证。众所周知，过了夏天是秋天，过了秋天是冬天，任何一个季节都不是骤然发生的，总是要有一个逐渐变化的过程。最后在前一种状态和后一种状态之间就会有一个交界地带，这时候既有前一种状态的特点，又有后一种状态的特性，秋天也是如此。初秋时，尚有夏季之余热，久晴无雨，燥与热合，侵犯人体，发为温燥，深秋近冬之寒气，与燥相合，侵犯人体，则发为凉燥。

燥邪的性质和致病特征有二。

其一，中医认为"燥性干涩，易伤津液"。

燥的感觉人们都感受过。举个贴近生活的例子，在北方寒冷的冬天，当室内的暖气太热的时候，就会使空气中的水分流失，进而让人体会到干燥的感觉。因此不难看出，燥邪不但有干涩的表现，还容易损伤津液，就像自行车链条没有油就会感觉骑起来很涩、很沉。燥邪损伤津液后，就会出现干燥、涩滞的症状。比如口鼻干燥、咽干口渴、皮肤干涩，甚至裂口等，所以《素问·阴阳应象大论》说："燥胜则干"。

其二，中医认为"燥易伤肺"。

一方面，肺为娇脏，喜清润而恶燥，所以燥邪更易侵肺；另一方面，肺主气而司呼吸，直接与大自然之气相通，且外合皮毛，开窍于鼻。前文已述，燥邪多从口鼻入，所以最容易损伤肺津，从而影响肺气之宣降，甚至燥邪伤及肺络，进而出现干咳少痰，或痰中带血等症状。而肺又与大肠相表里，肺津耗伤，大肠津液也会跟着不足，这就类似于唇亡齿寒的道理。所以在有的时候，会出现大肠传导失司，从而有大便干涩不畅等症状。

第五，火（热）邪。

凡致病具有炎热、升腾等特性的外邪，都称为火热之邪。火（热）旺于夏季，但并不像接下来要讲的暑那样具有明显的季节性，也不受季节气候的限制，一年四季皆可发生，故火热之气太过，变为火热之邪。火热之邪侵入人体所致的病证，称为外感火热病证或外火证。生活中提到火和热，似乎是可以分开的，比如夏天温度高，人们会说"天气好热"，但不会说"天气好火"。但是于中医而言，火与热是异名同类，意即名字虽然不同，但是属于一个类别，本质都是阳盛，都是外感邪气，致病的表现也基本相同。但是，二者虽然同属于一个类别，但具体而言，还是有一定区别。热邪致病，临床多表现为全身性弥漫性发热的征象；火邪致病，临床则多表现为某些局部症状，比如肌肤局部红、肿、热、痛，或口舌生疮，或眼睛发红，甚至红肿胀痛等。根据前文，世间万物都可以分阴阳，于热和火的这些主要区别而言，热性弥散，火性结聚，热散火收，所以，热属于阳，火属于阴。跟火和热属于同一类的，还有温邪，温邪是温热病的致病因素，一般只在温病学范畴中应用，这里不过多论述。

火热之邪的性质和致病特征有五。

其一，中医认为"火热为阳邪，其性燔灼趋上"。

当人们靠近火炉的时候，会感觉一股热气扑面而来，甚至会产生烧灼的感觉。这里所说的"燔灼"就是烧灼的意思。因为火热之邪为阳邪，所以机体的阴相对于火邪就是正气，火热之邪亢盛的时候，导致人体阳气病理性偏亢，形成中医所说的"阳盛则热"，发为实热证。实热证的表现，有发热、心烦、口渴、口苦甚至口臭等。火性趋上，正如前文所说的湿性趋下一样，火热之邪易侵害人体的上部，所以火热病证，多发生在人体上部，尤以头面部为多见。这就是为什么有的人上火时，脸上会起痘。再如，有的人上火会走眼睛，也就是眼部红肿，用手可以摸到有一个圆圆的东西，同时会感觉很疼，在中医上这属于肝火旺。而肝经循行的部位有很多，因为火性趋上，而肝主目，所以症状会表现在眼睛上。

其二，中医认为"火热易伤心神"。

心在五行之中属火，火热与心相通应。心又藏神，血养神，如果火热之邪侵入营血，必然扰乱心神。中医上营血和心神是密切相关的，所谓"火热易伤心神"，轻的会出现心烦、失眠，重的则会出现狂躁不安，或神昏等症状。

其三，中医认为"火热易伤津耗气"。

生活中一个常见的一个现象：炒菜的锅刷完以后，如果锅上有水珠，直接放在灶火之上，过一两分钟水珠就会消失。同理，津液是人体的重要组成物质，当火热之邪侵入人体的时候，一方面机体的津液就像锅里的水珠，被火热之邪消灼煎熬，从而使得机体内的津液减少。津液属于阴，津液载气，那么，载体少了，肯定会有一部分的阴气随之减少，这就是中医所说的"热盛伤阴"。所以在生活中，火热之邪侵袭人体，不但会表现出热象，还会让人觉得口渴，而且相对于喝热水，人会觉得喝冷水会更舒服，同时伴有咽喉干燥，舌头伸出来也觉得干燥，小便少而且颜色跟正常时候比较更深，等等。这些都是中医所说的"津伤阴亏"的征象。同时，还有可能兼有身体疲倦、容易累、不想说话等现象，严重的，甚至会导致全身津气脱失，形成中医所说的"气脱"的病证。这就是为什么素体虚弱的老人，不适合汗蒸。另一方面，火热在内，逼迫津液外泄，津液在气，载体外泄了，气也随津液外泄，从而导致津气亏耗。

其四，中医认为"火热易生风动血"。

生风，是指火热之邪侵犯人体，燔灼肝经，耗劫津液，筋脉失养失润，容易引起肝风内动的病证。这里的"肝风内动"是由热所引起，故又称为"热极生风"。前文讲过外感风邪的特性，而这里的风，属于内风的范畴，但是同样具有"善动不居"的特性，比如四肢抽搐、高热、头脑不清醒、两目上视等。而所谓动血，理论上是指火热入于血脉，轻则加速血行，甚至灼伤脉络，逼迫血液妄行，也就是不在血液本该循行的部位循行。比如艾灸，它是现在人们普遍愿意接受的一种外治疗法。艾灸的作用之一就是温通经脉，从而促进血液的运行。但在做艾灸的时候，对于女性来说，是要求女性避开经期的，因为来月经的时候血腑开张，这时候再温通就容易使血妄行了。而血液妄行，会引起各种出血的症状，比如吐血、鼻出血、便血、皮肤发斑、月经过多。

其五，中医认为"火邪易致疮痈"。

火邪入于血液，可聚于局部，腐蚀血肉，就形成了痈肿疮疡，疮疡局部会出现红肿热痛的症状。所以说"火邪易致疮痈"。

第六，暑邪。

夏至以后，立秋之前，致病具有炎热、升散特性的外邪，称为暑邪。在六淫之中，只有暑邪有明确的致病时间段，这是因为暑是夏季的主气，具有很明显的季节性，时间为前文描述过的夏至以后、立秋之前。所以在实际生活中人们会在夏天的时候，听到有人谈论诸如"中暑"等暑邪侵入的病症，但是在其他季节，人们则不会提到暑邪。《素问·热论》中说："先夏至日者为病温，后夏至日者为病暑。"暑邪致病，有伤暑和中暑之别，起病缓，病情轻者，为"伤暑"；发病急，病情重者，为"中暑"。

暑邪的性质和致病特征有三。

其一，中医认为"暑为阳邪，其性炎热"。

暑是盛夏火热之邪所化，火热属阳，所以暑邪为阳邪。暑邪伤人，多表现为一系列阳热症状，比如高热、心烦、满面通红等。

其二，中医认为"暑性升散，扰神伤津耗气"。

升，即升发、向上，所以当被暑邪所伤，容易出现胸闷、心烦、头晕、眼睛看东西感觉像在转一样等，诸如此类扰乱心神或侵犯头目的现象。散，指暑邪侵犯人体，可导致腠理开泄而多汗。正常情况下，腠理的开泄都是有度的，这样才能保证汗液的排泄有度。当暑邪侵袭身体，腠理不合常度地开泄，就会导致正常津液从机体内部排出，出现损伤津液的现象，比如人在这种情况下会口渴，喜欢喝水、尿少、颜色黄等。同时，津液载气，津液损伤，必定会导致一部分的气随之耗散，所以人还会觉得没有力气、感觉气不够用等，这些都是气虚的表现，严重的甚至会因为清窍失养而突然昏倒、不省人事。

其三，中医认为"暑多夹湿"。

按照普遍的实际生活经验，人们在夏天伤暑的时候，典型的表现有恶心、想吐，但通常还会伴有腹泻，甚至泄如水样，这就是暑多夹湿的一个表现。因为夏季雨水多雨量大，空气会因此比较潮湿，加上夏季炎热，热蒸湿动，水气弥漫，所以暑邪致病，多夹湿邪为患。

第二节　七情内伤

前文提到过，所谓七情，是指喜、怒、忧、思、悲、恐、惊。它们是人正常的情志活动，是人体的生理和心理活动，对内外界环境变化产生的情志反应。可以说，七情属于每个人都会有的情绪体验。

一般情况下，七情是不会导致和诱发疾病的。正如前文所讲的六气，在正常情况下不致病。但是，情绪太过或者不及，则会对人体产生伤害。因为它超过了人体生理和心理的适应和调节能力，于是，七情就成为病因，中医称之为"七情内伤"。

中医认为，七情与内脏精气有着密切的关系。

随着生活质量的提升，人们开始越来越在意精神生活的质量，尤其是越来越重视个人情绪的处理。一个明显的道理：情绪不会无缘无故地产生。从中医角度看，它是脏腑精气应答外在环境因素的作用产生的，因此脏腑精气是情志活动产生的内在生理学基础。又因为人体是以五脏为中心的有机整体，所以情志活动也不例外，与五脏精气的关系是最密切的。这就有了前文讲五脏时，五脏与情志的对应，比如肝在志为怒，心在志为喜，脾在志为思，肾在志为恐等。五脏精气的盛衰及其藏泄运动的协调，气血运行的通畅，在情志的产生变化中发挥着基础性作用。因此，如果五脏精气阴阳出现虚实变化及功能紊乱，气血运行失调，则会出现情志的异常变化，比如肝脏出现了肝火旺的问题，人就会经常发怒；肝脏之精气受损后，人就会比平时更容易害怕。

另一方面，外在环境的变化过于强烈，情志过激或持续不解，又可以导致脏腑精气阴阳的功能失常，气血运行失调。既然五脏与情志是相对应的关系，那么，情志过激或持续不解就会伤害对应的脏腑。所以怒的情志过激或持续不解就会伤肝；每天忧心忡忡，一直郁郁寡欢，就会伤脾等。但是在情志活动的产生和变化中，心与肝发挥着更为重要的作用。因为心为五脏六腑之大主，主宰和调控着机体的一切生理机能和心理活动，各种情志活动的产生，都是在心神的统帅下，各脏腑精气阴阳协调作用的结果，所以各种环境作用于人体，无一例外都会影响到心。因为在人体之中，心主管的多，负责的多，所以任何一种环境的变化都会对心产生影响。而肝主疏泄，调畅气机，促进和调节气血运行。前文讲过，气血运行的通畅是情志产生的基础，所以肝在调节情志活动、保持心情舒畅方面，发挥着重要作用。

七情内伤的致病特点有七。

其一，七情损伤相应之脏。

既然七情对应五脏，那么，七情反应太过与不及都可能损伤相应之脏。所以在《内经》《三因极一病证方论》等医籍对此均有表述。比如抑郁症起初都是从一直思虑开始的，时间久了，就会出现不想吃东西，四肢无力，脸色发黄，没有光泽等现象，这就是思虑伤脾的例子；再比如电视剧《神医喜来乐》里面的一个桥段，喜来乐和他的徒弟被冤枉，要上法场被斩首，表面镇定的喜来乐，从凳子上站起来的那一刻，发现小便湿透了外裤，这就是过度惊吓导致肾的闭藏功能受损而出现的现象。

其二，七情首先影响心神。

以工作中常见的内容为例，比如一个公司不断有项目要谈，每一个项目都要有一个负责人，其下会有几个人分管这个项目的各个环节。这几个人就组成了一个利益共同体，而负责人负责把控全局，其中任何一环出现问题，负责人都是首先被牵连的。心在五脏中就处在这个负责人的位置上，所以七情过激伤人，首先就会作用心神，产生异常的心理反应和精神状态。比如大怒发作，可致精神冲动，失去理智；过于恐惧，可致神气涣散，神不守舍；过于惊吓，则心无所依，神无所归。

其三，数情交织，多伤心、肝、脾。

一般而言，喜、怒、忧、思、悲、恐、惊，并不是单独出现，而是相互叠加交织的，可以说，相对于单一的情绪，每个人在日常生活中，体会到的实际是情绪的组合。例如人们生活中常见的词语有悲喜交加、忧思、郁怒、惊喜等。这是因为人的情绪是有着巨大的复杂性，所以一个人在实际生活中，会体会到各种情绪的总和。既然七情对应五脏，那么，情绪组合也就会伤害多个脏腑。比如过喜过惊，既可以损伤心，也可以损伤肾；郁怒太过，既可以损伤肝，又可以损伤脾。有一句话叫作"枪打出头鸟"，因为心、肝、脾三脏在人体的生理和心理活动中发挥着重要的作用，所以情志内伤，最易损伤心、肝、脾三脏。比如过于惊喜易伤心，可以导致心神不宁，出现心跳加速，失眠，总是记不住事情等表现；郁怒太过则伤肝，肝气郁结，可见胁肋部疼痛，胸部感觉憋闷，喉咙里感觉有东西，但是使劲往下咽，又咽不下去，女性则会出现月经经期延后等；忧思不解则伤脾，脾失健运，则出现看见食物也没有胃口，肚子和胃都觉得胀胀的，满闷不舒，大便就像掺杂了水分等。

其四，易损伤潜病之脏腑。

潜，其中一个意思就是隐蔽。而与潜有关的，例如潜水要求保持在海水中一定深度，潜力则用来形容还没有完全表现出来的能力。因此，潜病，就是形容已经存在但无明显临床表现的病症。潜病之脏腑，也就是潜病所在的脏腑。为什么说七情内伤易损伤潜病之脏呢？因为本就已经发生存在但没有表现出来的病症的脏腑，本身的抵抗力就是弱的，这时候如果被七情损伤，就像"压死骆驼的最后一根稻草"，让本就虚弱的脏腑雪上加霜。

其五，影响脏腑气机。

由前文可知，脏腑气机的升降出入运动，受心神的调控，所以情志致病，首先就会影响心神，随之影响脏腑气机，导致脏腑气机升降出入失常而出现相应的临床表现。对于脏腑气机的影响具体有六个方面。

一是，怒则气上。岳飞的《满江红》，开头是"怒发冲冠"，指气得头发向上竖立，把帽子都顶起来了，形容愤怒到了极点。实际上，怒影响气机就是如此。怒则气上，指的就是过怒会导致肝气疏泄太过，气机上逆，甚至血随气逆，并走于上的病机变化。为什么血会随气逆？前文讲过气血之间的关系，气能行血，那么，气往上走过度，必然血也随之上逆了。所以有的人在过怒的时候会面红耳赤，或者突然一口血就吐了出来，甚至会突然昏厥。事实上，肝气太过之后，确实会出现上面的表现。

二是，喜则气缓。《素问·举痛论》说："喜则气和志达，荣卫通利，故气缓矣。"喜这种情志，能让人心气舒缓和达，精神兴奋但是过度的喜乐，就像"狂喜"这个词语一样，则反而会让人精神涣散，并出现心悸、失眠，甚至精神失常等症状。典型的例子，就是《儒林外史》里范进中举之后的表现。他就是在得知自己中举之后，过度喜乐，导致心气涣散不收，结果最后神志失常，像疯了一样。因此，在中医看来，在现实生活中，要喜乐适度。

三是，悲则气消。人们都有过悲伤的情绪。当一个人很悲伤的时候，一般表现为做什么都觉得没意思，意志消沉，不想说话，也没有精气神。往往在这个时候，如果人们能够意识到悲伤会伤身，就会积极地进行自我干预，很快就可以从这种情绪里面出来。但如果不能及时疏导，就会因为悲伤过度而伤肺，导致前文所讲的肺失宣降及肺气耗伤的变化，就会一直持续意志消沉、精神不振，甚至乏力懒言、气短胸闷，这就是气的力量相对不足了。

四是，恐则气下。前文讲过，肾主司二便，而过度恐惧容易损伤肾气，从而导致肾气失于固摄，本该上升之气开始下陷，也就是中医所说的"气陷于下"。所以在临床上，就会出现因过度恐惧导致二便失禁，甚至遗精等证。

五是，惊则气乱。人在突然受到惊吓的那一刻，会心跳加速、慌乱失措，这就是惊的一种表现。中医认为惊则气乱是因为，心主血、藏神，人受了惊容易导致心气紊乱，气血失调，从而在临床上出现失眠、心悸、心烦、气短，甚至精神错乱等症状。

六是，思则气结。

在现代社会，很多人压力很大，无论哪个年龄段的人，都有很多棘手的事情需要去思考如何才能解决。更有甚者，不少表面看上去很光鲜的人，事实上却长期处在思虑的情绪里，最终导致抑郁症的产生。过度思虑会伤脾，脾受伤之后，就会导致脾气郁滞、运化失职的并机变化，比如出现不想吃东西，肚子胀，不消化，大便干燥或者便秘等现象。当一个人身上有以上表现的时候，就要知道这是身体在发信号，要想办法对自己的情绪进行积极的干预，从而使思虑的程度减轻。必要时要寻求医生的帮助，防止对自己的身体造成更大的伤害。

七情内伤的第六个致病特点，中医认为是"多发为情志病证"。

如果一个人非常喜欢生气，那么，他患病的概率就会很大，而且这些疾病多数都跟情志有关系。在中医对于疾病的认识过程中，总结的病因里，情志也确实占据很大的比重。一方面，情志本身可以诱发类似于郁、癫、狂等情志病症；另一方面，还会诱发其他疾病，比如胸痹、心痛、眩晕、高血压等。另外也有很多疾病，虽然不是情志原因所引起，但也具有情志异常的表现，比如糖尿病、慢性肝胆疾病等。

因此，一定要学会识别情绪，要知道任何一种情绪都有它存在的道理，但要学会控制。比如一个人因为没有达到自己的既定目标，没有满足自己内心的诉求，而出现愤怒的情绪。在一定程度上，这种情绪是容许出现的，因为这是人的情志在受到外界刺激之后的正常活动，情绪需要合理地宣泄。但同时要及时地调整自我认知，明白引起自身的这个情绪的原发事件是什么，然后在愤怒过后，才能很好地处理它。而不能无休止地愤怒下去，从而因过于愤怒而伤身。如果没有得到及时的疏导，就会出现前文所说的情志过度会有的一系列表现。同时要知道，如果发现现在自身处理情绪的能力已经超过了正常范畴，那么就要及时寻求医生的帮助。

第七个致病特点：七情变化影响病情。

七情对病情的影响有两个方面，一个是促进机体恢复；另一个则相反，会加重。笔者还是实习医生的时候，当时是在肿瘤科实习。有一位老人，五十多岁的样子，过来复查，他老伴陪在左右。当时我们看他整体情况特别好，询问病情的时候才知道，老伴一直在积极地引导他，不但事无巨细地照顾他的饮食起居，还每天给他安排各种疏解情绪的活动。比如什么时候两个人一起去逛公园，什么候一起做一顿饭，等等。所以他整个人精神饱满，没有害怕、伤感、悲观等负面情绪。因此，复查的结果是，这位老人的指标都特别正常，这就是积极乐观情绪的力量。所以要认识到，七情的变化是会影响病情的。如果情绪保持好了，对疾病的痊愈是有促进作用的。相反，如果因为得病而每日情绪焦虑甚至抑郁，那时间久了，可能会加剧病情。所以在现实生活中，面对疾病的困扰时，一定要保持乐观。

第三节　饮食失宜

俗话说"民以食为天"，足以见得食物对于人民的重要程度。的确，每个人每天都要吃饭，不过，这就必然引出另一个话题，即如果饮食失宜，会成为病因而影响人体的生理功能，导致脏腑机能失调或正气损伤而发生疾病。前文讲过，食物的消化吸收，主要依赖脾胃的纳运功能，所以饮食失宜，主要损伤脾胃，因而中医称之为"饮食内伤"。比如一个人如果吃凉了，会觉得胃痛，吃辣了会觉得胃里有烧灼感。不但如此，饮食失宜还可导致食积、聚湿、化热、生痰、气血不足等病证，所以饮食失宜被称为是内伤病的主要致病因素之一。

饮食失宜包括以下几方面的内容。

一、饮食不节

饮食应该以适量为宜，过饥或过饱，都有可能引发疾病。联系现实生活，"饮食不节"的现象其实普遍存在。例如现代生活节奏越来越快，不少人的生活规律也受到了挑战，而饮食就是表现最为明显的一个。比如早晨起得晚，没时间吃早餐，就选择空腹工作，这就是过饥；工作一上午之后，由于越来越饿，人体对食物的渴求越来越大，因此中午吃饭的时候，就会狼吞虎咽，一口气吃到撑，这就是过饱。

过饥，总的来说就是指人体的摄食不足。原因可能各有不同，比如饥饿但是吃不到东西，像非洲的一些地区；或者有意识限制饮食，例如不少人选择通过这种方法来达到减肥的目的；或者脾胃功能虚弱使得一个人吃东西少，像感冒刚好的时候；或者情绪强烈波动而不想吃东西，像准备面试过于紧张的时候；或者不能按时饮食等诸多原因。但核心是一样的，食物摄入不足对于人体的影响，一方面是因气血亏虚，脏腑组织失养，功能活动衰退，导致全身虚弱；另一方面，因为正气不足，抗病力就弱，容易因为外邪侵袭而导致其他疾病的发生。现实生活中，有一些稍微极端的人为了达到减肥的目的，过分地进行节食减肥，结果后来得了厌食症，吃一点东西就会吐，最终身形变得骨瘦如柴，这就是因为过饥而引发的顽固的身心疾病；也有不少人由于总是吃东西不规律，经常处在饥饿的状态，后来就有了胃病……都是过于饥饿的一些不良影响。当然，这都是长期摄入不足的结果。一两顿不吃不会产生很大影响，但还是提倡要规律饮食。

过饱，则是指饮食超量。生活中常见的有暴饮暴食。还有一种现象，叫"中气虚弱而强食"，就是怎么吃都吃不饱，例如有的女孩子特别能吃，自己的饭量甚至可以赶得上一个男孩子，但本人就是没有力气，身体还不会长胖。这些情况都会导致脾胃负担过重，造成难于消化转输而致病。轻的，会出现饮食积滞不化，比如一个人昨天吃了一顿涮肉，第二天早晨仍旧觉得胃里满满的，打饱嗝依然是涮肉的味道，而这个"积食"就变成了病理产物，表现出一系列的不舒服（所谓病理产物，后文会专门论述）。严重的，则会因为脾胃久伤或者营养过剩，而发展为肥胖、糖尿病等顽固的疾病。此外，如果上面所说的"积食"停滞日久，会进一步损伤脾胃功能，致使运化功能很长一段时间内都不能恢复，这样一来，就会进一步的聚湿、生痰、化热，进而引起其他的疾病。中医称之为"食伤脾胃"。因此《素问·痹论》中说："饮食自倍，肠胃乃伤。"尤其在生病期间，饮食作为人体能量的来源，需要更加注意科学合理。比如一个人大病初愈，如果吃得太多，太过油腻，或者过早地开始大补，又是人参又是鹿茸，可能导致疾病复发。这也是为什么提倡人们如果没有什么不舒服，就不要吃保健品，因为它可能非但起不到保健的作用，反而会引起其他疾病。再比如喂小孩太多食物，容易引起消化不良，甚至形成"疳积"等证。

二、饮食不洁

有一个俗语，叫"病从口入"，就是对这种致病因素最好的诠释。如果进食的东西变质了，会出现上吐下泻、胃痛、肚子痛等症状。这种情况不严重的话，可能治一治胃肠炎也就好了，但是如果吃了含有寄生虫的食物，就会导致各种寄生虫的疾病；如果吃了被疫毒感染的食物，则可能导致某些传染性的疾病。

三、饮食偏嗜

所谓饮食偏嗜，很好理解：口味上，例如有人喜欢吃辣，有人喜欢吃甜，有人喜欢吃酸等；种类上，有人喜欢吃肥肉，有人喜欢吃瘦肉，有人喜欢吃面条，有人喜欢吃米饭等。而中医之所以认为饮食偏嗜会成为病因之一，是因为如果一个人长期按照自己的偏嗜进食，有可能导致某些疾病的发生。

（一）寒热偏嗜

良好的饮食习惯就是要寒温适中，过分偏嗜寒热饮食，可导致人体阴阳失调而发生某些病变。比如冰激凌吃多了，就会导致机体寒湿内生，女性会导致带下增多，或者经行腹痛，小孩子会导致便溏等；再比如麻辣香锅吃多了，就会导致胃肠积热，出现便秘甚至导致痔疮；又比如，有的人嗜酒成性，久而久之就会聚湿生痰化热而成病，所以饮酒有害健康，并不是危言耸听。因此，每个人固然都会有自己的饮食偏嗜，但如果超过了正常的限度，就会危害身体。

（二）五味偏嗜

前文已述，五味对应五脏，因此五味偏嗜，就可引起本脏机能失调，也可能因为脏气的偏盛，以致脏腑之间平衡关系失调而出现他脏的病理改变。

（三）食类偏嗜

这里说的食类偏嗜，一方面是因为偏嗜，导致机体内某一类物质缺乏，出现相应病证；另一方面，则是过分摄入某一类物质，导致机体内某一类物质过量，从而引起相应的病症。俗话说的"大脖子病"，也就是"瘿瘤"，就是因为身体碘缺乏导致的，所以现在市面上的食盐基本都是含碘的；再比如钙、磷代谢异常，会导致佝偻病，由于维生素A缺乏，会导致夜盲等。而过分摄入某一类物质，比如有人就喜欢吃大鱼大肉，时间久了，就容易导致肥胖、眩晕、

第
六
章

病

因

◎

161

中风等病变。

◎ 第四节　劳逸失度

所谓劳逸失度，是指长时间过于劳累，或者长时间过于安逸，都会对健康造成损害。

先说过于劳累。当今社会生活节奏快，竞争激烈，使得很多人长期处于过劳的状态中，于是健康问题就显得尤为突出。过劳分为三个方面：

一、劳力过度

这里的力，指的是体力。体力劳动，主要是筋骨、关节、肌肉的运动。从中医角度来说，体力劳动一方面耗气，而肺为气之主，脾为生气之源，所以劳力过度最易伤脾肺之气；另一方面，体力劳动会造成形体组织损伤，劳伤筋骨，久了就会积劳成疾。

二、劳神过度

劳神过度又称"心劳"。一方面，中医认为劳神过度会耗伤心神，表现为比如总是觉得心跳加速，正常的时候，一个人在紧张、剧烈运动等情况下才会出现，但现在稍微一动就心跳加速；再比如，一个人睡前脑子总是飞速运转，很难睡着，睡着之后又开始做一系列奇怪的梦，醒来之后就像没有休息一样，依旧劳累不堪。偶尔出现一两次这些症状，也不应该过度在意，从而影响自己的情绪，但应该知道，要积极地调整生活规律，想办法减轻一些工作或生活压力，同时要注意观察自己有没有再次出现这些表现，或者说频率有没有增加。如果频率增加了，那就要及时就医。另一方面，中医认为劳神过度耗伤脾气，导致脾气的运化功能下降，出现中医所说的"纳少"的表现。因此才会出现以下现象：一个人忙了一天，身体和脑子都很累，本来认为他看到食物会狼吞虎咽，但是恰恰相反，当食物放在他面前，你一点动筷子的冲动都没有；还有的人明明没吃什么，却总是觉得肚子胀胀的，大便也总是不成形。出现这些表现的时候，就要考虑是不是因为劳神过度而伤到了脾了，要及时调整工作强度，同时在必要时就医。

三、房劳过度

房劳过度是指房事太过，或染上手淫恶习，或妇女早孕多育，等等。房劳过度的致病特点，就是耗伤肾精肾气。在这种情况下，女子会出现月经量少、推后、带下量多等；男子则会在没有性生活的情况下精液自行流出等。再比如，平时没有腰部的问题，现在稍微出一点力，甚至根本没有出力，就会觉得腰部酸软无力，精神也是特别不好，困却睡不着，头也是晕晕沉沉的，甚至伴有耳鸣，这就需要去看医生了，因为这很有可能是房劳过度造成的。

说完过于劳累，现在说过于安逸。

笔者曾经接触过一位患者，他说有一段时间，因为不可抗的原因在酒店隔离。在这种情况下，因为无法照常工作，刚开始的时候，他每天做的事情就是吃饭、睡觉、玩手机，一切都还正常。但没过几天，他就觉得东西没有以前吃的香，饭量也逐渐下降，身体也觉得没有什么力气，精神也开始出现问题。这就是过度安逸的例子。网络上流传着一个观点:"废掉一个人最好的方式就是让他无事可做。"就是因为过度的安逸不仅会消磨人的意志,还会伤害人的身体。具体会对人体产生什么影响呢?过度安逸会导致人体的气血运行不畅,脏腑功能减退,从而出现吃饭减少,甚至吃不吃都行等现象;还会导致四肢无力,明明没有运动,却像刚跑完八百米;还会导致心跳加速、记忆力减退等。

第五节　病理产物

所谓病理产物,是指在初始病因的作用下,人体的气化功能失调,产生并引起新的病理变化的致病因素,其中包括痰饮、水湿、瘀血、结石、食积等。一方面,它们对于人体来说是不利的;另一方面,它们的产生,是疾病过程中所形成的,未能消除而滞留于体内,又作用于机体,引起新的病变,也就是说成为了致病因素,因为它是继发于其他病理过程中产生的,所以中医又称之为"继发病因"。接下来,将对它们分别进行讲述。

一、痰饮

有一道经典的物理学的题目:一个水池,一边往里面注水,另一边往外面排水,问题通常是——什么时候水池可以注满?假设两边都有调节水流速的阀门,如果注水的这边管道水流相对缓慢,水池里的水则只会变少不会变多;如果排水的管道相对水流缓慢,那么,水最终会溢出水池。而对于人体来说,以上这两种情况都达不到预期,因为不能够保持动态的平衡状态。对于人体而言,肺、脾、肾、肝及三焦之中，任何一个对水液代谢起重要作用的脏腑功能失调，都会导致水液在体内不正常的蓄积，进而产生痰饮，所以中医才说，痰饮是水液代谢障碍所形成的病理产物。比如肺失宣发速降，津液不能正常布散，就会聚水而生痰饮；脾不能运化水湿，就会出现水湿内停，进而形成痰饮；肾阳不足，不能蒸化水液，也会形成痰饮；肝失疏泄，不能调畅气机，以致气机郁滞，气不能运津，仍旧会聚而成痰饮；三焦水道不利，就类似于自来水管道不通畅，那么水液停滞就成为必然，痰饮形成也是如此。或许有人会问："既然说痰饮是继发病因，那原发病因是什么呢？"这里就包括前文所讲的外感六淫、内伤七情、饮食失宜、劳逸过度等，只要是能够导致与津液代谢密切相关的脏腑功能失调，以及对津液代谢有关系的致病因素，均可以视为原发病因。

痰饮，从质地上来说，中医认为"稠浊者为痰，清稀者为饮"。从是否有形上来说，有形自然指的是日常生活中，人们肉眼可见的痰，而中医理论之中，还有一个"无形之痰"的概念，它包括瘰疬、痰核和停滞在脏腑经络等组织中的痰液。而饮，又因它所停留的部位及症状的不同，在中医之中有不同的名称。例如《金匮要略》之中就说，水走肠间的就是痰饮；饮水流在胁下就是悬饮；饮水流行，归于四肢就是溢饮；水饮侵犯胸胁就是支饮。

而体内的痰饮一旦形成，就可以随气流窜全身，外到经络、肌肤、筋骨，内到脏腑，无处不到。正因为痰饮无处不到，所以会产生各种不同的病变。痰饮的具体致病特点有四。

其一，阻滞气血运行。痰饮为有形之邪，可随气流行，那么，气能到的地方，痰饮也能到。比如停滞在脏腑，停滞在经脉等。不过，虽然痰饮随气流行，但是流滞于脏腑经络等部位的痰饮，又会反过来阻滞气机，而气血的关系就是气运血，气机被阻滞，就会妨碍血的运行。那么，痰饮阻滞气血之后会有什么表现呢？比如，痰饮流注于经络，机体就会出现肢体麻木，屈伸不利，甚至半身不遂等；若痰饮流注脏腑，阻滞脏腑气机，影响到肺，则会导致肺气失于宣降，出现胸口闷、咳嗽、吐痰等症状；如果影响到胃，就会出现恶心、想吐等现象。

其二，影响水液代谢。小河里的水最终会汇入大河，但如果通往大河的通道里掺杂了泥沙，甚至形成了狭窄的水道，这时候小河里的水就不能正常流到该去的地方，痰饮影响水液代谢也是这个意思。虽然痰饮本身就是水液代谢失常的病理产物，但是痰饮一旦形成之后，就犹如上面所说的泥沙，变成了一种继发致病因素，反过来作用人体，进一步影响肺、脾、肾等脏腑的机能活动。前文已经讲述，水液代谢密切相关的脏腑就是肺、脾、肾。所以，痰液一旦影响到肺、脾、肾，就会影响机体的水液代谢。比如，痰湿困脾，脾气不升，水湿不运，就会出现胖大舌、齿痕舌等体征；痰液阻肺，肺气不能正常地宣发速降，导致水液不布，就会形成痰液等；痰饮停滞下焦，影响肾气的蒸化，从而导致体内的水液停蓄。总而言之，痰饮致病，从而影响人体水液的输布与排泄，使水液进一步停留体内，加重水液代谢障碍。

其三，易于蒙蔽心神。心神性清净，而痰饮为浊物，所以痰浊为病，随气上逆，心神是最不能忍受的。所以中医才说，"痰浊上犯，尤易蒙蔽清窍，扰乱心神"，从而使一个人的心神活动失常，出现头晕目眩、精神不振等证。此外，如果痰浊上犯，与风、火相合，蒙蔽心窍，扰乱神明，则会导致神志昏迷，谵妄躁扰，胡言乱语，成为中医所说的"神昏谵语"；或者，还会引起癫、狂、痫等。

其四，致病广泛，变幻多端。前文已述，痰饮在人体内无处不到，所以具备致病广泛，表现复杂等特点。因此，才有一句话叫作"百病皆由痰作祟"。痰饮停滞体内，可伤阳化寒，可郁而化火，可夹风、夹热，可化燥伤阴，可上犯清窍，可下注足膝，而且病势缠绵，病程较长，因此中医才说痰饮为病，不仅广泛，还具有变幻多端、病症错综复杂的特点。

二、瘀血

瘀血，是指人体内的血液停积而形成的病理产物，包括体内瘀积的离经之血。比如一个人的腿撞到了茶几的角，当时没有出血，只是觉得疼了一下，也没觉得有什么其他异常，但是过几天，他发现被撞的部位有了淤青。这淤青，就是体内淤积的离经之血。当然，淤血还包括因血液运行不畅，停滞于经脉或脏腑组织内的血液。瘀血具有双重特性，既是疾病过程中形成的病理产物，又是具有致病作用的"死血"。在现实生活中，经常有人随意地把瘀血和血瘀交替使用，但实际上这两个并不是一个意思。血瘀是指血液运行不畅或血液瘀滞不通的病理状态，属于病变机制的概念；瘀血是继发新病变的病理产物，是病因学的概念。举个例子，下水道堵塞了，水停留在水槽里不往下流，就是下水道堵塞的产物，这就相当于上面所说的瘀血；而下水道里有一大团不能降解的塑料袋，或者一团已经凝固的剩饭剩菜等，这些是引起下水道堵塞的原因，这就相当于上面所说的血瘀的概念。

（一）瘀血的形成原因

其一，血出致瘀。一个人体检的时候，抽血之后，如果没有按照护士叮嘱，对抽血部位进行按压，就会发现该位置出现了一大片淤青；或者夏天穿露脚趾的凉鞋，不小心碰到坚硬的物体，就会发现脚趾不但疼痛还会有一块淤青。这两个例子，都属于血出致瘀的情况。它们的共同特点是脉管破损而出血，但所出之血没能排出体外或及时消散，留积于体内就成了瘀血。同样，像跌打损伤，脾不统血，肝不藏血等原因，也都会有血出致瘀的可能。

其二，气滞致瘀。中医认为，气与血之间的关系为："气为血之帅，气行则血行。"那么，如果一个人因为情志郁结，总是不舒畅，导致气机不畅；或者如前文讲过的，痰饮留滞体内，阻遏脉络，阻滞气机，都会导致血液的运行不畅，结果是血液在体内某些部位淤积不行形成瘀血。

其三，因虚致瘀。这里的虚，容易被单纯地理解为气虚，因为气为血之帅，气虚的话自然运血无力，从而导致血液运行不畅。诚然，这是对的。人体确实会因气虚而致瘀。气分阴阳，阳虚则脉道失于温通而滞涩，而中医认为"血得温则行"，正常情况下，血液的运行是有阳气的帮助的，一旦阳气虚了，就好比车里的汽油不多了，这时候司机为了防止没有油，就不敢大幅度踩油门，所以车就会走得比较慢。同理，机体的阳气虚了，温通的力量就减弱了，那么，血流就会减慢，甚至郁滞不行，出现淤血。阴虚则是机体的脉道失于柔润而僵化。正如前文讲过的，血液是在脉道中运行的，脉道的完好无损和通畅无阻是血液运行的重要条件。在血液正常运行的过程中，脉道是要承担一定的压力的，这就有了血压这样一个重要影响因素，那么，如果脉道失于柔润而僵化，脉道的舒缩功能下降，该舒张的时候却依旧保持原来的宽度，自然就会影响了血液的运行，从而致瘀。上述无论是阴虚，还是阳虚，都属于气虚致瘀的范畴。但是，这里的虚，除了指气虚之外，还有一个，就是指津液亏虚。津液和血是同源的，津液可以转化成血，如果津液亏虚，那么，血液的相对浓度就升高了，于是相应地会减弱血液的流动性。这种相对的减弱就是血液运行不畅的一种表现，也会导致瘀血的出现。

其四，血寒致瘀。按照中医理论，"血得热则行，得寒则凝"。因此，如果机体外感寒邪，入于血脉，或阴寒内盛，血脉挛缩，则会导致血液凝涩而运行不畅，进而使得血液在体内某些部位瘀积不散，形成瘀血。这类似于生活中常见的一个现象，即水在0℃的时候就会结冰，从液态变成了固态，寒对于血液的影响也是如此。

其五，血热致瘀。血热的原因不外乎内外两种，外感火热病邪，或体内阳盛化火，入舍于血，血热互结，煎灼血中津液，使血液黏稠而运行不畅。早在《医林改错·积块》中就提到过："血受热则煎熬成块。"就像日常生活中人们在厨房熬粥，米和水刚下锅还没有开火熬制的时候，它的流动性跟水是没有什么两样的，但是经过一段时间的熬煮，通过火不断传导出热能，就会发现它的流动性越来越小，明显黏稠了很多。血液中津液被煎灼后流动性降低，就是类似的道理。这也就是为什么不仅寒能致瘀，热其实也如此。还有一种情况，也是血热致瘀的原因，那就是火热迫血妄行导致内出血，血不能流出，壅滞于体内某个部位而不散，变成瘀血。举个例子，一个人装了满满一壶的凉水，放在开火的煤气灶上，热力使得水的温度越来越高，最后达到沸腾，这时候就会有水从水壶里溢出来。这溢出的水本该在水壶里，结果却到了水壶外。热破血妄行就类似于这个道理，本该在脉管里运行的血液，结果行于脉外，于是就成瘀了。

（二）瘀血的致病特点

根据前文，中医认为，血液具有滋润濡养的作用，那么，如果有血液瘀积在人体某处，不能运行到全身脏腑形体官窍，自然就不能发挥它本身的滋润濡养作用了。不仅如此，还有可能会导致新的疾病的发生，因为一旦瘀积在某处，它就变成了致病因素。瘀血的致病特点，主要包括以下几个方面。

其一，易于阻滞气机。气机，就是气的运动，包括升降、出入。气正常的升降、出入，是保证机体脏腑形体官窍正常运行的基本。前文说过，血能载气，所以瘀血一旦形成，必然影响和加重气机郁滞，这就是为什么中医会有"血瘀必兼气滞"的说法。而气为血之帅，如果气机郁滞，又可引起局部或全身的血液运行不畅。如此形成恶性循环。瘀血和气滞就是这种关系：血瘀导致气机郁滞，气机郁滞又反过来导致血瘀。

其二，影响血脉运行。瘀血为血液运行失常的病理产物，但瘀血形成之后，无论其瘀滞于脉内，还是留积于脉外，都可以影响心、肝、脉等脏腑的机能，导致机体局部或全身血液运行失常。比如瘀血阻滞于心，心脉痹阻，气血运行不畅，可以导致胸部闷痛；瘀血阻滞经脉，气血运行不利，形体官窍因脉络瘀阻，可以见到口唇、爪甲青紫，皮肤瘀斑，舌有瘀点、瘀斑等。这就好像在抽血的时候都会有一个止血带，让血全部聚集在手的远心端，当被抽血者用力攥紧拳头的时候，就会发现皮肤的颜色变得有一点青紫，瘀血就类似于这根止血带所带来的效果，它阻碍了气血的正常运行。

其三，影响新血生成。瘀血是病理性产物，停滞而不能运行，所以不能发挥其对机体的濡养滋润作用。不仅如此，在中医理论之中，还有一句话叫作"瘀血不去，新血不生"。为什么？前文讲过，血液的生成，要有心、脾等脏腑的相互协作方可完成，而瘀血会阻滞气机，影响气血运行，进一步导致脏腑失于濡养，机能失常，从而影响新血生成。

其四，病位固定，病症繁多。病位，顾名思义就是病变的部位。从瘀血致病的角度来说，瘀血停滞在哪里，哪里就是病位。那么，为什么会病症繁多？因为瘀血阻滞的病位不同，形成的原因不同，兼邪不同，自然病理表现也就不同。比如瘀阻于心，血行不畅，则胸闷心痛；瘀阻于肺，则宣发速降失常，或致脉络破损，可见胸闷、气促、咯血等症状；瘀阻于肝，气机郁滞，血海不畅，经脉阻滞，则可见胁痛、癥积肿块等。

（三）瘀血致病的病症特点

1.疼痛

一般表现为刺痛，疼的位置是固定的，用手按会觉得疼痛更严重，而且一到晚上还会有疼痛增加的趋势。

2.肿块

瘀血积于皮下或体内则可见肿块，因为瘀血固定不移，所以瘀血形成的肿块也是固定不动的。当然，如果在瘀在体表，比如说腿撞在桌角上，则可以看到被撞部位局部青紫甚至肿胀隆起；如果在体腔内，则手按上去是硬的，用手推也是推不到别处去的，就好像现代女性常见的一种疾病"子宫肌瘤",就是瘀血在体腔内聚集的典型表现。

3. 出血

部分因为瘀血导致疾病的患者,会出现出血的现象。这也是为什么有的女子月经量少或夹有血块,只要吃活血祛瘀的药就可以使经血变多,血块消失。

4. 色紫黯

瘀血致病,在望诊上会看到紫黯的颜色,比如面色紫黯、口唇、爪甲紫黯,舌质紫黯或舌有瘀斑瘀点等。

5. 肌肤甲错

中医又称之为"肌若鱼鳞"。指的是人体的皮肤粗糙、干燥、角化过度,因此从外观看,皮肤呈褐色,如鳞状,是体内有瘀血的一种外在症状。

三、结石

结石,是人体内某些部位形成并停滞为病的砂石样病理产物或结块。常见的结石有泥沙样结石、圆形或不规则形状的结石、结块样结石等,而且有大有小。结石形成的原因,一般而言有以下几种。

(一)饮食不当

随着生活水平的提高,人们的饮食也越来越丰富,但由此,也就会产生相应的问题:饮食不当。例如喜食肥甘厚味,时间长了就会影响脾胃运化,蕴生湿热,内结于胆,久而久之就会形成胆结石;湿热蕴结于下焦,下焦的肾和膀胱,时间久了就容易形成肾结石或膀胱结石。再如,如果空腹吃柿子,就会影响胃的受纳和通降,从而可形成胃结石。此外，机体内某些部位的含有过量的矿物及杂质等，也会某种程度上促使结石形成。

（二）情志内伤

前文已述，情志是致病因素之一，结石的形成也与情志有关。比如长时间情志不好，肝气郁结，疏泄功能受损，而肝胆相表里，其气相通，则胆气亦不达，胆汁郁结，排气受阻，日久可形成结石。

（三）服药不当

服药不当，在现实生活中实际是一个普遍存在的现象。例如，有的人只要一感冒发热或者发炎，就会大量地使用抗生素，有时甚至在没有医嘱的情况下就随意使用。时间长了，不但会引起抗生素耐药，对于女性来说，还容易引起阴道炎等不适症状。所以，服药还是要在医生的告知下最稳妥，而不是自己随意决定。当然，并不单单指服用抗生素需要谨慎，在服用其他药物时也要注意，因为长期服用某些药物，致使脏腑功能失调，或药物沉积于体内某些部位，就会形成结石。

（四）体质差异

在临床上，经常会看到有的患者乳腺有结节，子宫有肌瘤，内膜有息肉，而且会发现，结节类的东西很容易出现在同一个患者身上，这就跟人自身的体质有关系了。比如有的人生性怕热，有的人容易发胖。自然，也有些人会对某些物质的代谢异常，而这个物质刚好对于结石的形成有影响，那么，这类人可能就属于易患结石病变的体质。

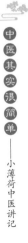

（五）久病损伤

众所周知，疾病分为急性病和慢性病。比如吃东西不小心得了急性肠胃炎，只要把炎症治好，很快就会治愈。但是，如果是糖尿病、高血压这类疾病，就需要服药很长时间，甚至终身服药。从中医的角度来说，邪气久留，损伤脏腑组织的结构、功能，机体就会代谢迟缓，从而因为久病导致某些物质留滞形成结石。比如胆病日久，胆腑气机不畅，胆汁排泄受阻，久则形成结石。

第六节　其他病因

从中医角度来讲，除了外感六淫、疠气、七情内伤、饮食失宜、劳逸过度、病理产物性之外的致病因素，统称为其他病因，主要有外伤、诸虫、药邪、医过、先天因素等。在临床上没有前面几种致病因素常见，而且随着医学的不断进步，有些已经完全可以避免。

一、外伤

对于外伤，其实不用过多论述。对于什么是外伤，即便没有医学背景的人，也可以很容易对其进行识别。而且，很多家庭都会有一个药箱，用来应急，这个确实是必要的。对于小伤口，出血不多的，不用去医院，自己就处理。家中可以常备碘伏、酒精、绷带、创可贴、镊子等。对于没有感染风险的比较小的外伤，可以在家处理。但是，一旦出现发热、伤口感染等情况，就要及时就医。而对于大的伤口，则一定要到医院就医。

二、诸虫

所谓诸虫，指的是寄生虫。人体之中，常见的寄生虫有蛔虫、绦虫、血吸虫等。不过，这类寄生虫产生的病因，只是在过去比较常见。就好像20世纪，虱子这种寄生于人的毛发之中的昆虫还是比较常见，但是在现在的日常生活中，已经基本绝迹一样，上述人体常见的寄生虫，在人民日益提高生活水平之后，饮食、卫生等条件的提升，让这些寄生虫无处存留。因此，作为中医的一个概念，诸虫，只需要简单了解就好，在临床上，实际意义已经不大。

三、药邪

中医所说的"药邪"，是指药物加工，或者使用不当，而造成的疾病。药物本身是用来治疗疾病的，但是，中药的特点决定了，它在加工过程之中，如果出现问题，反而会影响机体；吃药的过程也一样，民间有句老话，叫"是药三分毒"，中心思想指的就是很多人会想当然地吃一些药，却不选择去让医生开药方。因此，面对疾病，还是需要注意一定要遵医嘱，理性用药。

四、医过

顾名思义，医过，指的是由于医生的过失而导致的疾病加重，或者导致其他病变。这也是所谓"庸医"的概念古已有之的原因。上述药邪，也有一部分就是医生的过失导致的。

五、先天因素

先天因素，指的是人在出生之前就已经潜伏的致病因素。现在一直在提倡优生优育，就是为了最大限度地减少因为先天因素影响孩子的生长发育。特别是如今随着中医药不断进入人们的视野，临床上好多人在怀孕之前，都会寻求中医的帮助。

第七章　发　病

发病，指的就是疾病发生的过程，即人体之中正气与病邪相互对抗的过程。若病邪超越了人体的适应能力，或者，人体自身的相关功能出现了失常，就会导致疾病的发生。一般而言，疾病的发生是由于两个方面：一方面，是病邪对人体的侵袭；另一方面，是人体自身相关功能的失常。

第一节　发病原理

任何疾病，它的内在往往都是有着复杂的机制的，人体表现出来的不适，是为了让人们迅速地找到出现这个表现的原因。因此，必须要掌握存在于病症背后的原因，才可以解除病患的痛苦。对于发病的机制，中医有着详细的论述。

一、正气不足是疾病发生的内在因素

（一）正气的概念

中医里的正气，指的是一身之气相对于邪气时的称谓，是指人体内具有抗病、祛邪、调节、修复等作用的一类物质。一身之气是构成人体和维持人体生命活动的细微物质，其在体内的运行分布，

既有推动和调节人体生长发育和脏腑机能的作用，又具有抗邪、祛邪、调节、修复等能力。这就类似于大到一个社会，小到一个团队，肯定要有为人正直的人存在，既有利于推动社会或项目的发展，又可以成为稳固的基石，可以让奸佞小人不至于太过猖狂，让他们有所忌惮。而就像正直的人，离不开父母老师给他灌输正确的人生观、世界观和价值观一样，人体的正气有赖于精、血、津液等精华物质的充沛以及呼吸机能的完好，这样才能让人体的正气源源不断地生成。

气分阴阳，因此正气可分为阴气和阳气两部分，阴气有凉润、宁静、抑制、沉降等作用，阳气有温煦、推动、兴奋、升发等功能。同理，邪气也是分为阴阳两部分的，比如前文所述的暑邪、火邪、温邪等属于阳邪，寒邪、湿邪等则属于阴邪。而在日常生活中，例如当一个人因为感受风寒而感冒的时候，却因为种种原因，吃不到发散风寒的感冒药，那么，家人可能会让他多盖几床被子，或者煮姜汤给他喝，让他因热发汗。被子、姜汤使人发热，就属于阳，这就增加了机体阳气的力量；同时，风寒属于阴，这时候身体的阳气就将侵袭人体的阴气祛除到体外了，人自然也就痊愈了，这就是典型的阳气祛除阴邪的例子。

反过来也一样，一个人因为嗜食辛辣而出现口腔溃疡、口鼻干燥的症状，甚至会流鼻血，因为辛辣是产生热邪的诱因，所以会口腔溃疡，而口鼻干燥，则是因为热邪灼津导致的。那么，流鼻血又是怎么回事？前文说过，血得热则行，如果阳热太过，则容易迫血妄行，因此会出现流鼻血的现象。综上所述，就是阳邪导致的上述一系列的表现。这个时候，平时就需要多喝水、多吃水果，甚至有时候要吃一些祛除火邪的凉药。无论是水还是水果都是属于阴的，祛除火邪的凉药也属阴，所以水、水果、寒凉的药在这里就相当于是人体的正气，而且属于阴气，这就是典型的阴气祛除阳邪的例子。

到这里或许有人会问："喝水、吃水果、吃寒凉的药物，这些不都是外部的力量吗，怎么能说是人体的阴气呢?"的确，这是外部的力量，但从中医角度出发，需要明白两点。第一，人体内的正气中属于阴的部分，具有抑制制约阳邪的作用，这从上面这个例子可以体现出来；第二，人体内的正气是有限度的，如果在正气的力量不足的情况下，就需要外部支援，比如喝水、吃水果、吃寒凉药等。

（二）正气的防御作用

正气具有抗御病邪侵袭，及时祛除病邪而防止发病的作用。具体包括以下几个方面。

1.抵御外邪的入侵

正常情况下，人体内的正气能抵御外邪的入侵，从而增强机体的免疫能力。以感冒为例，不少人遇到过这种情况，即自己刚感觉有点发热，流清鼻涕，但是没吃药，睡醒一觉早晨起床，发现所有症状都消失了，这就是俗话意义上说的将感冒"扼杀在萌芽里"。这说明人体正气充盛，于是抑制或消除了邪气，所以才不会发展成感冒。那么，正气再强一些的人，甚至根本不会给邪气侵袭人体的可乘之机，所以这类人连上述"有点发热，流清鼻涕"的症状都不会出现。

2.祛除病邪

还是以感冒为例，如果一个人感冒了，但是因为本身机体正气还是比较强的，所以可能如前文所述，多盖几床被子，或者喝点姜汤发发汗，又或者只是吃一两顿药，就会发现感冒好了，这就是机体内的正气祛除了病邪。如果另一个人也感冒了，但症状是开始时一会儿热一会儿冷，后来逐渐衍变为，他自己觉得发热了，但是用体温计测量，体温却并不高，这因为机体内的正气不够强，导致虽然有外力的帮助，仍然使病邪入侵到了机体更深的部分。这就类似于皮肤只是破皮，并不会出血；如果划伤稍微深一点，出血了，但是一个创可贴就可解决问题；如果划得再深一点，就要盐水清洗，碘伏消毒，涂上相应的药膏，再缠上纱布才能止血，甚至不及时清理，还可能出现感染，影响整个机体以至于出现发热等症状，这就是划伤的程度不同，表现不同。所以，正气充足与否，对于同样的病邪，也是会表现出不同的症状的。人体的正气充足的话，即使让病邪侵入了，也会阻止病邪继续深入，同时把它及时祛除，所以一般病情都会较轻，疾病也会痊愈得比较快。

3. 修复调节能力

众所周知，外因必须要通过内因才能起作用。还是以前文所说的感冒为例，一个人感受风寒了，加两床被子，喝点姜汤，发发汗，经过外力和机体内部正气的相互协作，就能更快地使疾病向痊愈的方向发展，这正是因为正气本身，具有调节因邪气入侵导致的机体阴阳失调、脏腑组织损伤、精血津液亏耗及生理失常的能力。所以说正气具有修复和调节能力，加上外力，才能使疾病好转。

4. 维持脏腑经络功能的协调

正如前文所说，如果一个人暴饮暴食，结果就会出现食物积聚在胃里不消化、打嗝等现象，甚至导致肠胃性感冒的发生。这时候，食物就不再是给人体提供能量的好东西了，而是变成了侵袭人体的邪气。在经过治疗痊愈之后，医生会告诉这个人："吃几天好消化的东西。"同时，还会建议注意补充营养，这些都是为了让身体更快地恢复到正常状态。这样做的目的，就是帮助机体内的正气快速恢复。因为气分布到脏腑经络就是脏腑经络之气，而脏腑经络之气的运行不息，能推动和调节各脏腑经络的机能，使其各司其职，并推动和调节全身精血津液的代谢及运行输布，从而使精血津液畅通无阻，不至于形成痰饮、瘀血、结石等病理产物。

（三）正气在发病中的主导作用

中医发病学说很重视人体的正气，认为正气的强弱对于疾病的发生、发展及其转归起着主导作用。因此中医也说，正气是决定发病的关键因素。之所以如此说，关键是因为邪气之所以能侵袭人体致病，必然是因为人体内的正气虚弱，中医里把这个观点总结为："邪之所凑，其气必虚。"正气在发病中的主导作用，主要体现以下几方面。

1. 正虚感邪而发病

《灵枢·百病始生》中说："风雨寒热，不得虚，邪不能独伤人。猝然逢疾风暴雨而不病者，盖无虚，故不能独伤人。此必因虚邪之风，与其身形，两虚相得，乃客其形。"春秋两季刮风很多，夏季炎热降雨较多，冬天则以降雪寒冷为主，但是人们并不是遇到风就感冒，遇到寒就腹泻，遇到降雨暑湿就上吐下泻。诚然，学会较好地自我保护，例如在相应的季节及时添加衣物，或者在炎炎夏日懂得避暑的方式等，确实可以减少发病的概率，但是不少人则会出现下面描述的现象："明明比别人更加小心，却总是比别人更容易生病，凡是季节交替必感冒，到了夏天必中暑。"这就是因为正气虚再加上虚邪之风，两虚相得，于是就发病了。反过来，还有一类人，生活之中也不太注意一些预防疾病上的细节，但是一年都不感冒一次。这就是因为机体内的正气强，所以并不会发病，也就是上文说的"风雨寒热，不得虚，邪不能独伤人"。

2. 正虚生邪而发病

中医认为，正虚不但容易产生"内风、内寒、内湿、内燥、内火等内生五邪"，也容易导致痰饮、瘀血、结石等病理产物。例如，在正常情况下，人体的正气是对脏腑经络机能活动具有推动和调节能力的，而这种推动和调节能力，又与精血津液的运行代谢密切相关。气主生血、行血、摄血，气虚则生血不足，而血虚是内风产生的原因之一，气虚则运血无力，导致血液运行不畅，形成前文讲过的病理产物——瘀血；而气虚会导致摄血能力减弱，如此则血液不能巡常道，血溢脉外，形成另一种原因导致的瘀血。

3. 正气的强弱可决定发病的证候性质

在中医理论之中，邪气盛则为实证，正气虚则为虚证。邪气侵袭，人体内的正气识别了之后，就与邪气搏斗，如果邪气盛，则二者相搏剧烈，所以多表现为实证。那么，如果正气虚衰，不能敌邪，邪气深入内脏，则多发为重证和危证，因为正气不足，脏腑机能减退，精血津液代谢输布失常而发病，多表现为虚证或虚实夹杂证。

正气不足是疾病发生的内在因素，正气的盛衰，决定着发病与不发病以及发病的深浅和病症的性质。

二、邪气是发病的重要条件

（一）邪气的基本概念

邪气，泛指各种致病因素，简称为"邪"。所谓致病因素，就是导致疾病发生的原因，就是文讲过的外感的六淫、疠气等；就是七情内伤、饮食失宜、痰饮、瘀血、结石等病理产物；等等。

（二）邪气的侵害作用

邪气一旦侵犯人体，就会对机体的形质和机能产生损害和障碍。

1. 导致生理机能失常

先举两个例子。例一：正如前文所说，胃能受纳腐熟，脾主运化，饮食物进入胃中，随后会经过脾的运化。但是，如果一个人遇到了自己非常喜欢吃的食物，一不小心吃多了，随后想着"饭后百步走"，于是一口气走了两公里，他会发现虽然已经过去一段时间，但是依旧感觉胃部满闷不适，再来到饭桌前，就连吃饭的欲望都没有了。例二：一个人如果吃了过期的食物，就会上吐下泻。总之，邪气侵袭人体而发病，可以导致机体的阴阳失调，精、气、血、津液的代谢及功能障碍，以及脏腑经络的机能失调等。

2. 造成脏腑组织形质损害

人体内的脏腑组织并不是坚如磐石，也是会受到消耗和损害的。比如育龄妇女如果暂时不打算要小孩子，就要做好避孕措施，因为每做一次人工流产，都是对女子本身气血的一次消耗，这就是精、气、血、津液的一种消耗。再比如，如果一个人最近压力大，总是会莫名其妙地想发脾气，进而就会出现胁肋部胀痛，甚至情志上一直处于烦躁抑郁的状态；女性则会出现乳腺结节，而乳腺结节在中医中归属于癥瘕，是血聚气结而形成的结块，这也是邪气导致机体的脏腑器官受到损伤的表现。总之，邪气作用人体，可对机体的皮肉筋骨、脏腑器官造成不同程度的损伤，或者导致精、气、血、津液等物质的消耗。

3. 改变体质类型

邪气侵入，还能改变个体的体质特征，进而影响其对疾病的易患倾向。比如一个人如果经常被寒邪所侵袭，寒必伤阳，久而久之，就使得机体由原来的体质变成阳虚体质，又继而容易感受风寒之邪。这就类似于每天在同一个位置挖一点儿土，久而久之就变成了一个坑，体内的阳气在邪气一次次的攻击下，就会越来越少，最后达到一个质变，变成阳虚体质。

（三）邪气在发病中的作用

前文已述，在中医理论之中，正气的强弱在发病中占据主导地位，但并不能排除邪气的重要作用。邪气作为发病的重要因素，与发病关系亦很密切，主要体现在以下几个方面。

1. 邪气是导致发病的原因

疾病是邪气作用于人体而引起邪正相搏的结果。没有邪气的侵袭，机体一般不会发病，邪气触动人体，才会有后面的邪正二气相搏乃至发病。

2. 影响发病的性质、类型和特点

不同的邪气，会影响发病的性质、类型和特点。例如当气温突然下降，一个人感受了风寒，不到一天时间就感觉发热、恶寒，恨不得穿上最厚的衣服，盖上最厚的棉被，也就是说它具有发病急的特点。但是，不会持续太长时间，说明它还具有病程短的特点。前文所讲的外感六淫致病，都具有这些特点。但是，痰饮致病就不是这样，它的持续时间长，在临床中，很多医生也反映痰饮致病是难调的疾病之一。再比如，因为情绪急躁，会导致女性气滞血瘀而出现经行腹痛，通常治疗都需要几个月经周期，也是持续时间比较长。而且，如果一个人平素脾气比较温和，那么，他偶尔生气一次，就不会立刻出现不舒服的表现，只要自己调节一下或者生气的原因消失了，立马就好了。只有长时间生气、情绪不好，才会导致疾病的发生，所以这是一个逐渐累积的过程，就像上述例子所说的，有的女性痛经是逐渐加重的：一开始就疼一小时，后来时间就会越来越长。这就反映出了发病是相对缓慢的。

3.影响病情和病位

邪气的性质，感邪的轻重，邪气所中部位，都与发病病情的轻重有关。

首先，中医认为"虚邪伤人，病情较重；正邪伤人，病情较轻"。其次，感邪轻重与发病的轻重也有关系。在日常生活中，为了防止孩子的头撞到桌角之类而受伤，很多家长都会买防撞条，这样即使孩子撞上去，甚至连破皮的现象都不会出现。但如果不用防撞条，那么孩子撞到桌角，轻则会形成皮下出血，能看到皮肤青紫，重则出血，出现很深的伤口。防撞条保护下的桌角和没有任何保护措施的桌角，都是对人体有潜在伤害风险的，但能明显看出，两者的强度是完全不一样的。邪气也是一样，感邪轻，则临床表现较轻，就类似于撞在了有防撞条的桌角上；感邪重，则临床表现较重，就类似于撞在了没有防撞条的桌角上。那么，从病位角度来说，比如鼻塞、流黄鼻涕等外感风热的症状，就是受邪表浅多形成表证的表现；而如果吃坏肚子，导致上吐下泻，从病位上说，伤害的是脾胃，那脾胃相对于在外的皮毛来说，就属于里了，这就是中医所说的"受邪部位深者多形成里证"；有的时候，一个人会出现头疼、发热，但同时也出现了腹泻、肚子痛、恶心、呕吐等胃肠道方面的症状，这就是表里两部同时受邪，中医称之为"两感"。而在前文讲六淫的时候，提到过"风为阳邪，易袭阳位""湿性重浊，黏滞"，因为风为阳邪，所以病变多在肺卫，湿性黏腻，阻滞气机，则多伤及脾，这就是邪气的性质与病位之间的关系。

4. 某些情况下在发病中起主导作用

在邪气的毒力和致病力特别强，而正气虽盛，但仍旧难以抵御的情况下，邪气对于疾病的发生起着决定性的作用。2003 年的传染性非典型肺炎就是如此。

三、邪正相搏的胜负，决定发病与不发病

邪正相搏是指邪气和正气的交争，既然是交争，就肯定会有胜负之分，而胜负不仅关系着疾病的发生，也影响着疾病发生的证候特点。

（一）决定发病与否

1. 正胜邪则不发病

病邪侵入人体，机体内的正气便会与之对抗，如果正气充足，足以将邪气清除，最后正气宣告胜利，使得机体不受邪气的侵害，则人体就不会表现出不舒服的症状，这就是不发病。

2. 邪胜正则发病

当病邪侵入人体，而机体正气不敌邪气，就会使得邪气得以致病，或病邪更加深入机体。这就类似于当一方军队经过战斗，突破

另一方的第一道防线，必定会乘胜追击，突破更多的防线。邪气也是如此，当正气不能抵抗它，它便会在机体之中逐步深入，进而造成阴阳气血失调，相应部位机能异常，这时候人就会感觉到不舒服，出现相应的症状，这时候机体已经发生了疾病。

（二）决定证候类型

正气和邪气除了决定发病与否之外，对于发病后的证候类型、病变性质、病情轻重都有关。

（1）在中医中，对于虚证和实证有着明确的定义，正如前文讲过的：邪气盛则为实证，正气夺则虚证。所以，前文也讲过类似的意思，即如果正气盛且邪气实，也就是二者旗鼓相当，那么，在相互搏斗的时候，多形成实证。正虚且邪衰，双方都没有什么力气，表现出的自然也就是虚证居多。当然也有虚实夹杂的情况存在，比如正虚邪盛。

（2）对于病邪性质而言，感受阳邪，易形成实热证。比如感受火邪之后，会表现为口舌生疮，明明吃得很多但是饿得很快，嘴里有口臭，脸上出现青春痘等，这一系列的表现就是实热证。而如果感受阴邪，则易形成寒实证或寒湿证。比如一个人遇到下雨的天气，却偏偏没有带伞，这时候他觉得自己平时身强体壮，决定直接淋雨回家。结果到家之后没多久，就开始出现腹泻、发热、怕冷等症状，这些就是感受寒湿这类阴邪之后，形成的寒湿证的表现。

（3）对于病情的轻重而言，感邪盛或正气虚的时候，病位常较深、病变多重。举个例子，两方交战，敌方战斗力相对较弱，而我军所处之地易守难攻，不用出城门就可以把攻城的这八百敌军消灭得所剩无几，所以对方根本进不到我方的城池之内；还有一种情况，敌军虽然强悍，但是我军更是派出了骁勇善战的精英来应战，这时候敌军仍旧是对城池望尘莫及。人体内的正气和邪气也是如此。当邪气弱或正气足够强的时候，病变多轻。还是上面的例子，如果我军的主力都在另一个战场杀敌，敌军听说后趁火打劫，这时候因为我军力量明显减弱，城池就有沦陷的可能，这就相当于人体内部被邪气入侵。

（4）疾病与病邪所处的部位也有关系。《扁鹊见蔡桓公》是一篇人们耳熟能详的文章，其中有一段很经典的对话是这样的：

扁鹊曰："君有疾在腠理，不治将恐深。"桓侯曰："寡人无疾。"扁鹊出，桓侯曰："医之好治不病以为功！"居十日，扁鹊复见，曰："君之病在肌肤，不治将恐深。"桓侯不应。扁鹊出，桓侯不悦。居十日，扁鹊复见，曰"君之病在肠胃，不治将益深。"桓侯不应。扁鹊出，桓侯又不悦。

现在看来，除了让我们要听取别人的意见之外，还说明了，疾病与病邪所处的部位也是有关系的。例如，同样的热邪，在肺会表现为咳嗽、咯黄色痰；在胃则会表现为口臭、吃东西过一会儿就饿；在大肠则表现为大便干燥，甚至痔疮、出血等。所以，不管是外感之邪，还是内生之邪，病位不同，症状也就各异。

第二节　影响发病的主要因素

一、环境与发病

中医的理念之一就是天人相应，这里所谓的天就是环境。它不单单指自然环境，还指人们生活的社会环境。

（一）气候因素

气候因素包括两方面的内容。一方面，在前文讲六淫的时候就说过，六淫是对应四季的，比如春季对应风，秋季对应燥，所以在不同的季节，有不同的致病邪气，自然也就有不同的易患疾病。比如中暑这种疾病，只会发生在夏季。另一方面，在气候出现异常的时候，也就是中医所说的"非其时而有其气"，往往会导致人体不是很舒服，甚至一些身体比较弱的人，还会因此而生病。更严重的在于，这种反常的气候，可促成疠气病邪的传播，形成瘟疫流行。当然，这是在古代，而今医学发达，就像前文说过的那样，疠气在七邪里面，已经成为日常生活中，对普通人影响很小的病邪。

（二）地域因素

不同的地域，其气候特点、水土性质、生活习俗各有不同，这些因素都会影响到人群的生理特点和疾病的发生，因此会有地域性的多发病和常见病。比如南方多热病，北方多寒病等。所以当一个北方人突然到了南方，就会有可能出现所谓的"水土不服"，因而发病。反之亦然。

（三）生活和工作环境因素

一个人的工作环境或生活环境，对于相应疾病产生具有一定影响。例如矽肺是一种尘肺病，它就是由于人体在工作环境中，长期吸入石英粉尘所致，而其多发的人群就是长期接触二氧化硅者。而这类因工作环境导致的疾病，自然又被称为职业病。

（四）社会因素

人是社会性的动物，而人类的很多疾病，恰恰就是因为社会之中的某个或者某些因素造成的。不少人似乎都有过类似的经历：当自己还在上学的时候，有一天，因为某件事情遭遇了挫折，从而伤心落泪，家长可能会说："等你进入社会之后，就会知道这根本不算什么。"的确，现实社会中，人们因为不同的出身，不同的学历，不同的专业等诸多因素，主动或被动地被分为各种群体，比如白领、金领、公务员等；还会因为不同的经济状况，而被划分为不同的阶层；生活中，正如一句俗语说的，"家家有本难念的经"，每个家庭都会有自己要面对的难题；而在工作中，也会遇到一个又一个的难题，时常把人搞得焦头烂额……经过研究表明，社会环境中的经济状况、文化程度、家庭情况、境遇变迁、人际关系等，都与疾病的发生有一定的关系，这些社会因素主要是通过影响人们的情绪来致病的。比如长时间的焦虑，长时间的愤怒，长时间的郁郁寡欢等。

二、体质与发病

体质论一直很受广大中医爱好者的欢迎，其中一个原因在于，很多人都想知道自己是什么体质，然后针对自己的体质，采取相应的措施，避免生活中的一些雷区，从而更好地保障自身的健康。中医认为，不同的体质，往往会影响疾病的发生、发展和变化。具体表现为以下三个方面。

（一）决定发病倾向

前文已经讲过，正气在发病中的重要作用，而体质是正气盛衰的体现，因而能决定发病的倾向。

（二）决定对某种病邪的易感性

不同的体质，精气阴阳的盛衰也有所不同，因此对于疾病的易感性也不同。比如，小孩子脏腑娇嫩，发育迅速，所以外感病邪和伤食，或感邪后易热化生风较为多见。因为小孩子正处于长身体的时期，同时情志方面产生的致病因素较少，所以生长发育障碍的疾病会相对于其他疾病多一些。而老年人脏气已亏，精血不足，会出现比年轻人更容易生病，生病之后病程会更长的现象，因为这时候机体本身正气不足，所以无论是外邪还是内邪，都容易对机体发生侵袭，且病证多数为虚实夹杂或虚证。而从性别上来看，在五行之中，女性相对于男性属于阴，以血为本，具有独特的生理结果，存在经带胎产的生理变化，这对疾病也会有一定的影响。比如来月经时就会出现肚子痛，再如可能会出现产后乳汁量少，这都是女性所特有的疾病。而且女子心细，对很多细节上的东西很在意，再加之男女思维的不同，也会让女性增加情绪波动的情况，进而出现一系列的气滞、血瘀等表现。相较而言，男性以精气为本，更容易患肾精肾气亏虚的疾病。以上这些都说明了体质决定某种病邪的易感性。

（三）决定某些疾病发生的证候类型

例如，同样是流感季节，年轻人感染外邪之后，因为本身正气充盛，所以多表现为实证，但体弱的老年人，即便感染相同的邪气，但是因为体内的正气虚弱，所以多表现为虚证或虚实夹杂证。再比如，同事两人，为了抢救了一个项目用地，冒雨涉水的工作了一晚上，素体阳盛的同事，容易热化形成湿热证；素体阳气较弱的同事，则容易寒化形成寒湿证。

三、精神状态与发病

精神状态能影响内环境的协调平衡，所以能影响发病。具体表现在两个方面。

（一）突然而强烈的情志刺激，会导致相应疾病的发生

例如电视剧《宰相刘罗锅》里面有一个场景，刘墉被关进监狱，皇帝为了出气，命令监狱给刘墉上了一盘咸鱼。当时，刘墉顿时觉得这是皇帝要处死他的意思，于是一夜之间头发花白，双耳也变得近乎失聪，别人要用很大的声音跟他说话，他才听得到。这就是典型的由于突然而强烈的情志刺激，而导致一系列症状的出现。因为在这种情况下，会扰乱机体的气机，伤及内脏，从而致疾病突然发生。

（二）长期处于一种或多种负面的情志状态之中，也会导致相应的疾病发生

例如《红楼梦》里的林黛玉，自小心思敏感，喜欢胡思乱想，旁人的一言一语都有可能让她思虑半天。早年的经历，使得她从小就多愁善感。正是长时间持续性的伤感、思虑，最后让林黛玉患疾而死。这种长期持续性的负面情绪状态，容易导致人体气机郁滞或逆乱而缓慢发病，这便是精神状态影响疾病的其中一方面。

第三节 发病类型

发病类型，指的是发病的初始阶段，邪正二气相搏的过程中，双方力量不同和斗争结果差异的反映。具体包括以下几种：

一、感邪即发

生活中有两类人，一类是急性子，另一类则是慢性子。那么，在发病类型里面，感邪即发就是"急性子"，因此中医又称之为卒发、顿发。卒，就是猝，它和顿一样，在古汉语里有"突然"之义，指的就是感邪之后立即发病、发病迅速的意思。既然发病与否是邪正斗争的结果，因此，如果机体感邪后，正气反应强烈，则会迅速导致人体的阴阳失调，并显示出明显的症状，于是就形成了感邪即发，多见于如下几种情况：

（一）新感外邪较盛

感受风寒、风热、温热、暑热等邪气，当邪气较盛时，就需要调动身体更多的正气，来与之搏斗，发病多较迅速。

（二）情志剧变

顾名思义，作为剧变，是突然的大的情绪变化。最典型的例子就是范进中举，突然的欣喜，导致气机逆乱，气血失调，脏腑机能障碍，而顷刻发病。

（三）毒物所伤

笔者的一个研究生同学，他在急诊实习的时候，碰到一个患者，寻短见喝了农药"百草枯"。喝下去很快就发病了，到医院的时候，最快的洗胃都已经来不及，因为快速入血了。所以对于毒物损伤的发病速度，不用过多介绍，很容易理解。

（四）外伤

这个更容易理解。比如一个人不小心被水果刀划到了手，很快就会出血，而不是等一两天，伤口才出血。无论何种外伤，伤后都是立即发病的。

（五）感受疠气

因为疠气本身性质毒烈，致病力强，来势凶猛，除了感邪即发之外，还多呈爆发的趋势。这种情况在古代比较常见，在现代社会已经不易见到，像电视剧中经常出现的瘟疫就是此类病邪。

二、徐发

如果说感邪即发是"急性子"，那么徐发就是慢性子，在感邪后缓缓发病，又称为缓发。徐发与致病因素的种类、性质以及体质因素等密切相关。

（1）外感病邪侵袭人体的时候，如果素体正气不足之人，加之感受的邪气也较轻，二者的对抗也呈现缓缓进行的趋势。这就类似于连续奋战多天的两支军队，本就粮草不足，这时候碰到了彼此，就算进行交锋，双方的杀伤力都会大打折扣，上面说的情况也是这个道理。

（2）徐发多见于内伤疾病。比如长年累月的思虑过度，房事不节，嗜酒成性，这些损伤都不是一蹴而就的，对于机体的损伤也是渐进性的，不断积累，最后表现出临床症状。这就类似于量变与质变的关系，只有量变到一定程度，才可以引起质变。内伤疾病引起的徐发也是如此。

（3）有的时候虽然是感受的外邪，但也会表现出缓缓发病，是因为病邪本身的特性导致的。比如湿邪，本就具有起病缓慢的特征。那么，无论是谁感染了这个病邪，也都会有这个表现。

三、伏而后发

都听说过"秋后算账"这个词，比喻到事后再对反对自己的一方行清算处理，伏而后发就类似于此。邪气侵入之后，会在机体内潜伏一段时间，或在诱因的作用下，过时而发病。为什么会出现这种情况？例如，要想不和的两人不发生冲突，不让他们碰面就好，人与人都是在相处中爆发冲突的，伏而后发也是如此。当侵入的邪气处于机体较浅的部位，或者正气正处于内敛时期时，正气和邪气二者"见不到面"，二者就难以交争，邪气就得以伏藏。但是，邪气终归是在人体的，当机体的某些信号将正气唤醒的时候，正气就开始奋起抗邪了。但是因为邪气对于机体已经熟悉了一段时间，所以想把邪气清除掉会更费力。因此，伏而后发一般病情较重且多变。

四、继发

继发会表现出一定的连续性，是指在原发疾病的基础上，继而发生新的疾病，新发生的疾病在病理上与原发病是有联系的。比如小孩食积日久变成疳积，肝阳上亢，继而出现中风，这就属于肝阳化风。

五、合病与并病

合病的构成要素上包括两个或两个以上，是指两经或两个部位以上同时受邪所出现病证。什么情况下容易出现合病呢？邪气较盛，正气相对不足的时候，就容易导致两经或两个部位以上受邪。比如发热、恶寒、咳嗽，同时伴有大便稀、次数多、肚子痛等，这就是太阳与阳明合病的症状。

并病，是指感邪后某一部位的证候未了，又出现另一部位的病证。这就类似于那句"屋漏偏逢连夜雨"，本来屋子就漏雨，又整夜都在下雨。比如一个人最近喜欢吃辣的，各种辣的食物都吃，结果发现口腔溃疡了，于是他开始疯狂喝水，吃水果，好不容易上部的口腔溃疡有所缓解，下部的痔疮又开始了。这就是典型的并病，是病变部位或场所发生了相对转移。也就是说并病多体现于病位传变之中。

六、复发

复发，是指疾病初愈或疾病的缓解阶段，在某些诱因的作用下，引起疾病再度发作或反复发作的一种发病形式。

（一）复发的基本特点

（1）临床表现类似于初病，但又不完全是原有病理过程的再现，比初病的病理损害更复杂、更广泛，病情更重。

（2）复发的次数越多，静止期恢复就越不完全，愈后越差，容易留下后遗症。后遗症是指主病在好转或痊愈过程中尚未恢复的机体损害，是与主病有着因果联系的疾病过程。

（3）大多有诱因。因此提示人们治疗要彻底，不留尾巴，否则会造成很大的困扰。

（二）复发的主要类型

前文讲过疾病的发生是正邪两方面交争出现的结果，复发也是疾病，所以也会因为病邪性质的不同、正气强弱的差异等因素，导致邪正相搏的结果与表现各不相同，所以就有了不同类型的复发。

具体包括以下几种：

1. 疾病少愈即复发

少愈，通俗来讲就是好了一点，但还没有彻底，而饮食不慎、用药不当、劳累过度等诱因的作用，成为疾病复发的导火索。这种情况多见于湿温、温热、温毒性疾病，但并不拘泥于这些疾病。这就提示患者在疾病还没有完全痊愈的时候，吃东西还是要本着好消化、有营养、利吸收的原则来。用药方面，则一定不要盲目，千万不要觉得之前就有过类似的表现，这次就把上次医生给开的药自己买来吃。一定要让医生做了评估之后，才可以服用相应的药物。现代生活节奏快，越来越多的人都想要实现自己的理想，努力拼搏，但这些都会增加自己身体的负荷，有的甚至得病还没有痊愈，就投入到学习和工作当中，导致劳累过度，进而疾病复发。所以，在身体没有完全恢复到正常状态时，还是要适度地休息。

2. 休止与复发交替

经常听到有的老人说治病要去根，也有的人会说中药是可以去根的，人们口中说的去根到底是什么呢？从中医角度来讲，宿根的说法确实存在。吃进去的食物在胃里不消化，然后通过呕吐的方式吐了出来，这个叫作"宿食"，也就是在体内存放了超过正常消化的时间。那宿根是什么呢？它是导致疾病发生的原因，是致病邪气留于体内。从正气方面来说，由于正气不足、无力祛邪；邪气方面，多是病邪性质重浊胶黏，难以清除。比如结石、癫痫、休息痢等，在诱因的作用下就会复发，随后积极地治疗，消除症状体征。通常医生会根据经验，防止疾病再次复发，把宿根在合理的情况下清除。但如果没有诱因的作用，作为患病的一方，身体是没有任何异常情况存在的，换句话说，跟正常人一样。这就是休止与复发交替。

3. 急性发作与慢性缓解交替

这种复发的类型会给患者带来很大痛苦，无论是急性发作还是慢性缓解，都会有身体上不舒服的表现。只不过在急性发作的时候症状较重，慢性缓解的时候症状较轻，所以对于患者本身来说是很痛苦的。从发病的角度来说，根本原因还是由正邪交争的态势所决定，所以给患者的提示就是，当身体出现不舒服，而且医生提示该病可能是一个复发性疾病的时候，建议遵医嘱治疗，防止复发；同时在疾病好了之后，可以询问医生平时应该注意什么问题，从而达到避免诱因，降低复发的可能。

（三）复发的诱因

疾病之所以表现出痊愈的趋势，就是因为邪正交争的过程中，正气战胜了邪气，但是因为邪气力量实在太强，或者正气力量不足以祛除邪气，导致体内留了一个"小尾巴"，加上诱因的加入，导致疾病复发。诱发的因素主要包括以下五方面：

1. 重感致复

因感受外邪致疾病复发，中医称之为"重感致复"。生活中有一句俗话叫"苍蝇不叮无缝的蛋"，外因总要通过内因起作用。重感致复的根据就是，疾病初愈，邪气未尽，机体抵御外邪的能力下降。内部有邪气，外部再加入邪气，内外夹击，对于正气来说肯定是损耗更大。那重感致复的机理又是什么呢？就是新感之邪，加上体内残留的病邪，最终干扰或损害人体的正气，进而使原来的病理过程再度活跃。

2. 食复

这个很好理解，即因为饮食不和而致复发。日常生活中，有的人可能觉得只要每天低糖低脂做到极致，就可以永葆健康，但如果单纯追求低糖低脂，不注意营养均衡，也会影响身体的健康。中医上认为，饮食是否适度是一个相对的概念，不同的疾病和不同的体质因素各有其所适宜的饮食。比如容易上火的体质，就不宜吃辛辣、羊肉等容易致火的食物；素体体寒的，就不宜过度吃寒凉刺激的食物；再比如对海鲜过敏，就不宜吃海鲜，以免导致过敏性疾病的复发。这点给人们的提示，就是如果是脾胃方面的疾病，或者本次不舒服和吃的东西紧密相关，那就要做好预防，注意饮食调理。

3. 劳复

劳复大致分为三种，一个是体力上导致的劳累，一个是精神上导致的劳累，第三种是房事导致的劳累。由于以上三种劳累，进而出现疾病的复发，称为劳复。因劳致复，无论外感性疾病或内伤性疾病都有可能发生。一次次的复发，必定会导致痕迹越来越清晰，对人体的伤害越来越重。这就提示人们一定要注意生活的调摄。尤其现在的工作、学习以及生活习惯，都在某种程度上透支人们的身体，导致上述三种过劳发生的可能性越来越大。

4. 药复

现在不少人都会用药物代茶饮，例如喝药酒，或者保温杯里泡枸杞等；尤其疾病刚痊愈的时候，要食补，也要药补，例如泡点人参等。实际上，这是一个普遍的误解，药物之所以称为药物，就是因为它作用于人体之后，会发生一定的作用。如果身体没有这个问题，对于人体来说就是过多的，这就是那句"过犹不及"。病后滥施补剂，或药物调理失当，从而导致复发，称为药复。

5. 情志致复

顾名思义，即是因情志因素引起疾病复发的，称为情志致复。七情过极致病在前文已经有过详细的论述，无论是新发病还是复发，七情过极对于脏腑和气机的损伤都是存在的。

除了以上几种情况之外，某些气候因素、地域因素也可以成为复发的原因。比如一个人感冒刚好，突然来了冷空气，自己又毫无防备，所以又一次出现感冒的症状。

第八章　病　机

把疾病的发生、发展、变化及其结局的机制研究清楚，这就是病机。

不难发现，越是到大型的医院，科室分得越细，甚至人体的一个胃部，都可以分出好多科室。这是因为疾病极其复杂，牵涉局部和全身的各个层次，因此人们也会遵循它的规律一步步地研究，一层层地剖析。对于病机来说也是如此，因为它涉及整个疾病的发生、发展、变化等，所以研究也会越来越深入，并分为不同的层次。

第一个层次，基本病机。认识一个事物，首先要熟悉它最基本的信息，对于病机的认识，第一层次也是最基本的，即基本病机。疾病的发生与否，在前一章就讲过，是正邪交争的结果：病邪作用于人体，正气奋起反抗，形成正邪交争，破坏了人体阴阳的相对平衡，进而引起人体生命活动的基本物质，也就是精、气、血、津液的病变，产生全身或局部的病理变化。虽然表现多种多样，但都离不开精气血津液失常、邪正盛衰、阴阳失调等，这就是最基本的病机。

第二个层次，系统病机。针灸是中医中常用的一种外治方法，而针灸的基础就是经络，人体表现出的各种症状，都可以辨别出是属于那一经，属于哪一个特殊穴位可以治疗的范畴，进一步就确定了治疗方案，这就是从经络系统的角度分析疾病的病机；还有一种常见的，就是从脏腑的角度来说明疾病的基本病机，比如胁肋部疼痛，同时喜欢叹气，不想吃东西，从脏腑的角度看，这就是肝郁克脾，这就是从脏腑系统的角度研究疾病的病机。类似于以上这些，就是系统病机。

第三个层次，研究某一类疾病发生、发展、变化和结局的基本规律。比如古医籍中有专篇论述的六经辨证、卫气营血辨证等，都属于这类的范畴。

第四个层次，研究某一具体疾病的发生、发展、变化和结局的基本规律。不少资深医生这样说："门诊的患者最希望得到的是一个肯定的答复。"是的，主治医生能准确说出疾病的名称，疾病发生、发展、变化和结局的基本规律，这是门诊就诊者最主要的诉求。所以，另一个层次的病机，就是针对某个疾病的病因病机。

第五个层次，研究某一具体证候的发生、发展、变化和转归的规律。发生、发展和变化很好理解，转归是什么意思呢？就是证候是向愈还是恶化。关于证候，很好理解，比如肝气郁结、脾胃湿热等。例如，经常生气等多种因素，都会导致肝气失于疏泄，从而出现肝气郁结。如果刚刚发现有善太息、胁肋部胀痛等肝气郁结的症状的时候，可能用舒肝丸配合情志疏导就解决了。也就是说，当一个人足够警觉，可以发现身体细微的变化，然后经过积极的干预，所消耗的机体的正气是最少的，也是最容易痊愈的；如果没有足够的警觉，或者即使觉得不舒服，也不去积极地处理，一直拖着，时间久了就会导致气滞血瘀，进而形成局部的证积——这就是发展。而说到变化，让人想起著名的作家、思想家斯宾塞·约翰逊曾经说过："唯一不变的是变化本身。"而中医所说的变化，可以简单举个例子。比如，一开始只是单纯的肝气郁结，过了一段时间发现出现浑身疲乏无力、不想吃东西等脾气不足的表现，这是从单纯的肝气郁结变成了肝郁克脾，这就是变化的一种。

第六层次，是研究某一症状的发生、发展、变化的病机，称为症状病机。它虽然不是基本病机，但是从更好地理解中医的角度来说，则是最基础的。所谓症状，就是人体主观感觉到的不适感。

第一节　基本病机

基本病机是指机体对于致病因素侵袭所产生的最基本的病理反应，是病机变化的一般规律，主要包括邪正盛衰、阴阳失调和精、气、血、津液的病理变化。"内生五邪"则是在上述病变基础上产生的常见病理状态。

一、邪正盛衰

上一章讲发病的机制的时候，提到疾病的发生是正气与邪气相互交争的结果。邪气之所以称为邪气，就是因为对机体的正气起着损害作用。反过来，正气的作用就是对邪气抗御、驱除，以及康复机能。因为正气和邪气两者具有完全相反的作用，属于对立的关系，所以才会出现交争。有交争的地方就有胜负，所以机体的抗病能力与导致疾病发生的邪气之间相互斗争中所发生的盛衰变化，就叫作邪正盛衰。

（一）邪正盛衰与虚实变化

一谈到虚实，其实就已经是到了疾病的状态了。首先来从邪气和正气的角度来看，什么是虚，什么是实？《素问·通评虚实论》说："邪气盛则实，精气夺则虚"。由此可以看出，在疾病当中，虚实是相比较而言的一对病机概念。实证，是以邪气亢盛为矛盾的主要方面的一种病理状态。这时候机体正气的抗病能力未衰。就像战争当中，敌方来犯，但我有英勇善战的军队、有利的地形、充足的粮草，足够与之对抗，而敌方必定也不是没有准备就来犯，所以会是一场比较激烈的战斗。

当机体表现出实证的时候，机体内部的正气和邪气就如同我军和敌军在激烈斗争，因此会反应明显，临床上也会出现一系列病理性反应比较剧烈的、有余的证候。例如感冒，通常都是出现高热的状态。因此，通过以上内容可以得知，对于实证而言，多见于体质比较壮实的患者，因为这样的患者才会有充足的正气与邪气对抗。虚，是指正气不足，是以正气虚损为矛盾的主要方面的一种病理状态。这就类似于经过与来犯之敌的殊死搏斗，敌方要么撤退，要么力量已经很微弱，但我方的力量也会出现不同程度的耗损，也需要在各方面进行修整，因此不会再出现特别剧烈的交锋。正气虚时，人体处于一种防御能力和调节能力低下的状态，此时的邪气也呈现出不明显或消退的状态，因此不会出现邪正斗争剧烈的病理反应，临床上会表现出一系列虚弱、衰退和不足的证候。由此不难推断，虚证多见于素体虚弱、精气不充，或者各种慢性病的后期。比如感冒之后的疲乏无力，手术后的虚弱等。

知道了什么是虚，什么是实，接下来看一下它们是怎么变化出各种各样的病理状态的。这里主要说以下三种：

（1）一种情况是"虚实错杂"，是说疾病过程中邪盛和正虚同时存在的病理状态。

形成这种病理状态的原因有很多，比如疾病失治、误治，以致病邪久留，损伤人体正气；或本已体虚，又兼内生水湿、痰饮、瘀血等病理产物。

另一种情况是"虚中夹实"，是指病理变化以正虚为主，又兼有实邪为患的病理状态。这就类似于战争过后，正处于修整时期，这时有敌军的奸细混入队伍当中，扰乱军心。例如临床上的脾虚湿滞证等。

还有一种情况是"实中夹虚"，是指病理变化以邪实为主，又兼有正气虚损的病理状态。这就类似于一场战争刚结束，还没有来得及修整，就有下一波敌人入侵，这时候需要一部分士兵拖着疲惫或者负伤的身子去继续战斗。回到医学上，例如夏天感受暑邪，出现了上吐下泻的表现，而同时暑邪具有伤津耗气的特点，因此又伤到了人体的津和气，所以就会出现邪实和正虚同时出现的症状。

在这里还要指明一点，如果从病位来分析虚实错杂的病机，那么，还有表里、上下等虚实不同的错杂证候。

（2）虚实转化，是指在疾病过程中，由于邪气伤正，或正虚而邪气积聚，发生病机性质由实转虚或因虚致实的变化。此部分详细内容见后文"病性转化"。

（3）虚实真假，指在某些特殊情况下，疾病的临床表现可见与其病机的虚实本质不符的假象，主要有真实假虚和真虚假实两种情况。

其一，真实假虚。顾名思义，就是病机的本质为"实"，但表现出"虚"的临床假象。最好理解的一个例子就是"热结旁流",本意是指燥屎内结,但会出现肚子不舒服、腹泻的症状,排泄物大部分是水液。本质是燥屎内结,治疗时应该用通泄的药物。形象一点理解,例如在河流当中,本来想让泥沙小石块等流入下游,而这时上游有一堆大石头堵在河道中央,能通过大石头流下去的就只有清水,像有一定形状的小石块以及大量的泥沙就很难流到下游,这时候的办法就是把上游的通路打通,自然也就解决了这个问题。

其二,真虚假实。顾名思义,就是病机本质为"虚",但表现出"实"的临床假象。一般是由于正气虚弱,脏腑经络之气不足,推动、激发功能减退所致。举个容易理解的例子,老年人出现便秘的情况会增加,这是因为老年人身体虚弱,气相对不足,因此推动无力从而出现便秘。

（二）邪正盛衰与疾病转归

疾病的转归,通俗一点说就是"痊愈、好转、恶化、迁延"等疾病的结果。而邪正的盛衰在疾病的转归方面起着决定性的作用。

1. 正胜邪退

即疾病好转或痊愈。一般好转之后经过进一步治疗会达到痊愈,是许多疾病中最常见的一种转归。当然,在疾病当中,有的可以很快痊愈,有的则因为邪气亢盛、正气消耗较重,或正气素虚、感邪之后又重伤正气,或攻邪猛烈、正气大伤等,导致疾病痊愈得比较缓慢。

2. 邪胜正衰

是指在疾病过程中,邪气亢盛,正气虚弱,机体抗邪无力,疾病向恶化、危重甚至死亡方面转归的一种病理变化。

3. 邪正相持

是指在疾病过程中，机体正气不甚虚弱，而邪气亦不甚亢盛，则邪正双方势均力敌，相持不下，病势处于迁延状态的一种病理过程。这就好比两个人下棋，技术相差不大的往往较量起来时间就比较长，而一旦一方极强或极弱，就很快可以结束一盘棋局。疾病中正邪的关系，力量相差不大的情况下，就会出现病邪不能消散，但也不能深入传变，所以称之为"邪留"或"邪结"。但在这个过程当中，正邪依然是存在消长盛衰变化的，从而形成疾病阶段性的邪正对比态势的不同变化。有一种描述："得病期间，上午就好点，但是一到晚上就加重。"这就是一个典型的例子。所以邪正相持不是疾病的最终状态，最终一定是走向痊愈或恶化。

二、阴阳失调

阴阳失调，顾名思义，就是阴阳之间失去平衡协调的简称，是指在疾病的发生、发展过程中，由于各种致病因素的影响，导致机体的阴阳双方失去相对的平衡协调而出现阴阳偏胜、偏衰、互损、格拒、亡失等一系列病理变化。理论上来说，阴阳可以说明脏腑经络等的相互关系，而疾病无外乎是这些关系的失调所导致的。由此可知，阴阳失调就是脏腑、经络等相互关系失调，及气机升降出入等相互关系的概括。但因为只是概括，所以对于脏腑、经络、精、气、血、津液等的关系失调，需要进一步具体单独的阐述。所以在这里只针对阴阳本身的偏胜、偏衰等内容进行论述。

（一）阴阳偏胜

所谓阴阳偏胜，是指人体阴阳二气中某一方的病理性亢盛状态。

结合前面的内容，这属于"邪气盛则实"的实性病机。这里的阴偏盛或阳偏盛，不是指本身阴阳的偏胜，而是指感受了阴邪或阳邪后，导致的阳或阴偏盛。举个例子，阳邪侵入身体，机体阴气与之相搏，因为阴阳互相制约，当阳邪入侵，必然是机体阴气来制约，这种情况下的邪胜就会形成阳偏胜。同样的道理，反过来会导致阴偏胜。那么，《素问·阴阳应象大论》里提到的"阳胜则阴兵，阴胜则阳病"，又是什么意思？这其实说明了阳偏胜或阴偏胜的必然发展趋势。之所以会出现这种发展趋势，是因为阴阳相互制约，一方偏胜，就必然制约另一方使之虚衰。

1. 阳偏胜

有了基本的概念之后，具体来看看阳偏胜。顾名思义，就是机体在疾病过程中所出现的一种阳气病理性偏盛、机能亢奋、机体反应性增强、热量过剩的病理状态。在病机特点方面多表现为阳盛而阴未虚的实热证。

那么，只有感受了温热病邪才会出现阳偏胜吗？不是的，感受阴邪之后，但是从阳化热了，会出现阳偏胜；情志内伤、五志过极也会出现化火的表现。这样的例子还有很多，但总结起来就是外感多因感受阳邪，"邪"自内生，则多与气机郁结化火有关。

《素问·阴阳应象大论》说："阳胜则身热，腠理闭，喘粗为之俯仰，汗不出而热，齿干以烦冤腹满死，能冬不能夏。"这说明了阳偏胜的临床表现，但也只是一部分。因为阳气亢盛，则对阴气和津液的制约太过，所以才会有"阳胜则阴病"的说法。因此在临床上，阳偏盛之处，此时的阴气和津液损伤不明显，因而表现出实热证。如果病情发展，耗伤了机体阴气和津液，病变就会转化为实热兼阴虚津亏证。再进一步发展，阴气大伤，疾病就转化为虚热证。

2. 阴偏胜

顾名思义，是指机体在疾病过程中所表现出的一种阴气病理性偏盛、机能抑制、热量耗伤过多的病理状态。病机特点方面，多表现为阴盛而阳未虚的实寒证。

和阳偏胜不同的是，形成阴偏胜的原因，多由于感受寒湿阴邪，或过食生冷，寒邪中阻等，导致机体内阴气的病理性亢盛。

由于阴阳的相互作用，阴气亢盛则过度制约阳气，简单来说就是阴盛损伤阳气导致阳虚。而阴偏胜有别于阳偏胜的一点就是，阴偏胜多伤阳气，所以阴偏胜时，常伴有不同程度的阳气不足，而随着损伤阳气的程度不断加重，就会出现疾病由实转虚，发展为虚寒证。

（二）阴阳偏衰

顾名思义，是指人体阴阳二气中某一方虚衰不足的病理状态，是一种虚性病机。那么，阴阳一方虚衰不足，所表现出的病理状态是阴虚则阳亢，即阴虚则热；阳虚则阴盛，即阳虚则寒。

1. 阳偏衰

也就是阳虚，是指机体阳气虚损，温煦、推动、兴奋等作用减退，出现机能减退或衰弱，代谢减缓，产热不足的病理状态。这就是为什么有的人在疾病状态下，会出现全身怕冷、手脚凉、小便清长等虚寒性的表现。阳偏衰所导致的虚寒证，与前面我们所说的阴偏胜所致的实寒证，根本区别就在于，阳偏衰导致的临床表现中会有虚的表现。

对于阳偏衰发生的脏腑而言，一般是以肾阳虚衰最为重要。这是因为肾阳为诸阳之本，也就是中医所说的"五脏之阳气，非此不能发"，当然，这不代表阳气不足不会发于除肾之外的其他脏腑，心阳、肺阳、肝阳等都可以出现阳气虚衰的表现。

从阳气化生的来源来看，阳气一般由精、血、津液中属阳的部分化生，尤其以精、血为主要化生之源，所以如果精、血大伤，就会导致阳气化生无源而虚衰。

2. 阴偏衰

就是阴虚，是指机体阴气不足，凉润、宁静、抑制等阴气的功能减退，出现代谢相对增快，机能虚性亢奋，产热相对增多的病理状态。因此会表现出阴不制阳，阳气相对偏胜的虚热证。比如白天不出汗，晚上睡着就出汗；两手心、足心发热及自觉心胸烦热，而体温有的升高有的不升高等。同样，这里所说的阴偏衰导致的疾病，与前面阳胜则热表现出来的不同，就是阴偏衰虚性症状会更明显。

同阳偏衰一样，阴偏衰一般也是以肾阴亏虚为主，原因在于肾阴为诸阴之本，"五脏之阴气，非此不能滋"。而除肾之外的其他脏腑，比如脾阴、心阴、肝阴等也会出现阴虚的表现。

从化生角度来说，阴气也是由精、血、津液中属阴的部分化生，尤其以津液为主要化生之源，所以阳气亢盛的实热，既耗津液又伤阴气，而津液大伤，又可致阴气化生物源而亏虚。

（三）阴阳互损

唇齿相依是指像嘴唇和牙齿那样互相依靠，比喻关系密切，相互依靠。正因为有这样的关系，所以会有唇亡齿寒这样的描述。机体的阴和阳也是如此，它们互为根本，相互为用。因此当阴或阳任何一方虚损的前提下，病变发展自然会影响到相对的一方，最终形成阴阳两虚的病机。阴阳互损一般有两种情况：一种是以精与气、血与气、津液与气等分属阴阳，按阴阳的属性，精、血、津液属于阴，无形之气间的互损而形成精气两虚、气血两虚等；第二种是以气自身分阴阳，阴气亏虚日久，不能化生阳气，或反过来阳气亏虚日久，不能化生阴气，从而形成阴阳两虚的病变。阴阳互损的病理变化的发生，多在损及肾之阴阳及肾本身阴阳失调的情况下，所以这里就提醒人们，一定要认清对于肾阴肾阳保护的重要性。

1.阴损及阳

即由于阴气虚损，累及阳气生化不足，从而在阴虚的基础上又导致了阳虚，形成了以阴虚为主的阴阳两虚病理状态。

2.阳损及阴

与上面阴损及阳恰恰相反，这里是指由于阳气虚损，无阳而阴无以生，从而在阳虚的基础上又导致了阴虚，形成以阳虚为主的阴阳两虚病理状态。

（四）阴阳格拒

本来阴阳处于相互平衡的状态，但由于阴阳的一方偏盛至极，壅遏于内，就会将另一方格拒于外，迫使阴阳之间不相维系，从而出现真寒假热或真热假寒的复杂病变。

阴阳格拒分为两种情况，一种是阴盛格阳，一种是阳盛格阴。

（五）阴阳亡失

阴阳的亡失，包括亡阴和亡阳两大类，是比较危重的证候。临床上会有一些很典型的症状出现。

1. 亡阳

是指机体的阳气发生突然大量脱失，而致全身机能严重衰竭的一种病理状态。出现的症状包括冷汗淋漓、心悸气喘、面色苍白等。

2. 亡阴

是指由于机体阴气突然大量消耗或丢失，而致全身机能严重衰竭的一种病理状态。临床多见手足虽是温热的，却大汗不止、烦躁不安、体倦无力等。

亡阳和亡阴，二者在临床表现以及病机上虽然各有不同，但由于机体阴阳的相互关系，阴亡则阳无所依附所以散越；阳亡，则阴无以化生，所以耗竭。最终导致"阴阳离决，精气乃绝"，生命活动终止而死亡。

三、精、气、血的失常

（一）精的失常

精的失常主要包括精虚和精的施泄失常两个方面，下面来分别说明。

1. 精虚

通过前面的内容可以知道，精包括先天之精、水谷之精及二者合化的生殖之精，以及分藏于脏腑的脏腑之精。其中先天之精和水谷之精是人体之精的来源。肾精虽为脏腑之精之一，却具有其特殊性，这是一个同时有先天之精和后天之精的脏腑，所以才会说肾精是生殖之精和各脏腑之精的根本。

那么精虚是什么意思呢？就是肾精（主要为先天之精）和水谷之精不足，导致功能低下所产生的病理变化。

肾精的不足主要体现在两个方面：一方面是消耗太过，另一方面是生成不足。首先是消耗太过，若由于各种原因导致肾精消耗过度，就会出现肾精不足的情况。那生成不足又怎么理解呢？中医上认为水谷之精来源于饮食，与津液融合由脾气转输至全身，起着滋润濡养各脏腑、形体、官窍的作用。而肾精本身靠后天水谷之精的滋养，所以水谷之精不足，就会导致肾精出现不足的情况。

而水谷之精不足以及肾精亏耗，都可导致五脏六腑之精不足的病理变化，但因为脏腑不同，便会表现出不同的临床症状，所以在临床需要医生仔细分辨。

2. 精的施泄失常

精的施泄，一般有两种方式：其一，都知道脏腑之精是存在的，那分藏于各脏腑之中而成为脏腑之精就是精的施泄方式之一；其二，化为生殖之精以适度排泄。生殖之精，是在天癸的促发作用下，由肾脏的先天之精在水谷之精的资助充养下合化而成。《素问·上古天真论》说："男子，二八，肾气盛，天癸至，精气溢泻。"这说明肾精充沛，肾气充盛，男性青春期以后就会出现正常的排精现象。如果排泄过度或排泄障碍，则会出现失精或精瘀的病理变化。

（1）失精：是指生殖之精和水谷之精大量丢失的病理状态。正常肾精藏而不泄，主要依赖于肾气的封藏作用与肝气的疏泄作用的协调平衡。所以，如果伤了肾气，比如过度房劳或久病伤肾，那肾的封藏作用就会减弱，进而失精。或者，如果素体阳盛，性欲过旺，相火偏亢，内扰精室，肝气疏泄太过，也可导致失精的发生。这是生殖之精的流失。临床表现为滑精、梦遗、早泄等，并兼有精力不支、思维迟钝等。治疗一般当补肾气填肾精，而偏实者当泻肝火兼滋肾阴。

那什么原因会导致水谷之精流失呢？如果临床一直表现为蛋白尿、乳糜尿、慢性腹泻等，就会导致营养物质长期随大小便排泄，这样就会导致水谷之精的流失。临床表现为长期蛋白尿、乳糜尿、少气乏力、面色无华等。治疗当补脾气以摄精。

（2）精瘀：指男子精滞精道，排精障碍。什么原因会导致精瘀呢？从肾藏精而不泄主要依赖脏腑来看，如果肾气虚推动无力或肝气郁结而疏泄失职，就会进而产生精瘀的病理变化；另外，房劳过度或久旷不交或瘀血、败精等，也会出现精瘀。

具体表现包括排精不畅或排精不能，可伴随精道疼痛、睾丸小腹坠胀疼痛等。治疗当然要辨证论治，只有明确知道了病因，才能有的放矢，取得好的疗效。

（二）气的失常

气的失常主要包括两个方面：一是气虚，二是气机失调。

1. 气虚

气虚形成的原因，不外乎两点：一为生化不足，二为耗散太过。

气虚的意思是一身之气不足及其功能低下的病理状态。

生化不足包括先天禀赋不足或后天失养，或肺脾肾的机能失调所导致。消耗太过则多由于劳倦内伤、久病不愈等。

现实生活中所见到的倦怠乏力、眩晕、精神萎靡，甚至呼吸气短等，就是这里所说的气虚的表现。中医上有一种说法，叫作"世间万物皆可分阴阳"，那么气也不例外。气虚也可以表现为偏于阴气虚或偏于阳气虚的不同。根据阴和阳的特点来推断，阴气虚则凉润作用减退，因此临床上会表现出热象，就是中医所说的"阴虚则热"；同理，偏阳气虚，则会出现"阳虚则寒"。但若临床上热象和寒象都不明显，仅仅见到气虚的表现，则不需要强分阴阳，直接按气虚论治即可。

在气虚当中还有一个比较特殊的就是元气。元气在人体中被认为是最根本、最重要的气，是生命活动的原动力。正因如此，元气亏虚会引起机体的全身性气虚，而无论何种气虚都会最终导致元气亏损，特别是老人和小孩。有些剖宫产术后的女性也会出现元气亏虚的表现。

2. 气机失调

气机的定义是指气的运动。气的运动又是什么呢？其实就是升降出入。那么，结合起来就是气机失调的概念，即气的升降出入失常而引起的气滞、气逆、气陷等病理变化。

（1）气滞。它是指机体局部气的流通不畅，郁滞不通的病理状态。其形成原因一般分为实邪为患和因气虚推动无力而致，而实邪为患更为多见一些，比如情志抑郁、痰湿、食积、瘀血等。

临床表现会因为气滞发生部位的不同而不尽相同。比如气滞发生在某一经络或局部，可出现相应部位的胀满疼痛；气滞集中在肝脏，则表现为情志不畅、胁肋或少腹胀痛；气滞发生在脾胃则出现脘腹胀痛、休作有时。与此同时，气滞如果影响到血液、津液的运行，则会出现瘀血、痰饮水湿等病理产物。值得一提的是，虽然气滞的表现各不一样，但是共同的特点不外乎闷、胀、疼痛。那么，如果是气虚导致的疾病，症状表现出的闷、胀、疼痛会较轻，同时会伴有气虚的表现，这在临床上是比较好辨别的。

（2）气逆。它是指气的上升太过或下降不及所导致的，病理状态表现出的特征为脏腑之气逆上。形成的原因也分为虚实两个方面，比如情志所伤、外邪侵犯、饮食不当等，再如因虚导致无力下降等。

生活中能见到的比如呕吐、恶心、咯血等，都是气逆的表现。不难看出，气逆常见于肺、胃、肝等脏腑。一般多以实为主，但是也有因虚而逆的，比如肺虚而失于肃降或肾不纳气导致肺气上逆。

（3）气陷。和气逆恰恰相反，气陷指气的上升不足或下降不及，以气虚升举无力而下陷为特征的一种病理状态。

气陷的形成多是由于气虚病变而来，尤其是与脾气的关系最为密切。气陷的病理变化主要有"上气不足"与"中气下陷"两方面。

上气不足，是指上部之气不足，头目失养的病变。一般由于脾气虚损，升清之力不足，无力将水谷精微上输于头目，导致头目失养，可见头晕、目眩、耳鸣等证。

中气下陷，是指脾气虚损，升举无力，气机趋下，内脏位置维系无力。比如最常见的子宫脱垂、胃下垂等。

所以气陷的临床表现，常见的有头晕、耳鸣、子宫脱垂等，同时在前文讲述气陷形成的原因中提到过，气陷多由气虚病变而来，尤其与脾气的关系密切，所以临床上还会有气短乏力、语声低微等表现。

（4）气闭。即气机闭阻，外出严重障碍，以致清窍闭塞，出现昏厥的一种病理状态。

现实生活中会出现这种情况：在激烈的争吵过程中，人会晕过去，过一会儿就醒了。这就是突然的精神刺激所致的气厥，病机就是气的外出突然严重受阻，而陷于清窍闭塞，神失所主。临床特点以突然昏厥、不省人事为特点，多可自行缓解，也有因闭不复而亡者。当然除了昏厥的症状以外，还会随着原因不同，而出现不同的伴随症状。

（5）气脱。与气闭相反，气脱是气不内守，大量向外亡失，以致生命机能突然衰竭的一种病理状态。

气脱形成的原因，一种是气本身消耗过度，比如慢性疾病、正不敌邪等；一种是因为大出血、大汗导致气随之大量亡失，即通常所说的气随血脱、气随津泄。临床表现可见面色苍白、汗出不止、目闭口开等。

值得注意的是，气脱与亡阳、亡阴，在病机和临床表现方面多有相同之处。在病机上都属于气的大量脱失；临床表现上，亡阳会出现冷汗淋漓、四肢厥冷等寒象，而亡阴则会出现大汗而皮温尚温、烦躁、脉数急等热性征象。如果没有明显的寒象或热象，只有气虚不固及生命衰竭的表现，则是气脱。

（三）血的失常

血的失常分为血虚和血液运行失常。

（1）血虚：它是指血液不足，血的濡养功能减退的病理状态。

形成血虚的原因不外乎两个方面，一方面是化生不足，另一方面是耗伤太过。化生不足，比如脾胃虚弱饮食营养不足或因血液化生障碍；耗伤太过，则包括久病不愈、慢性消耗等因素。

从脏腑的角度来说，中医认为脾胃为气血生化之源，肾主骨生髓，输精于肝，都可以化生血液，所以血虚的成因与脾胃肾的关系较为密切。

血虚的临床表现是全身或者局部的失养失荣，机能活动减退等虚弱证候。同时，还多伴随有气虚的症状。原因很简单，中医认为血为气之母，血能载气养气，所以血虚会伴有气虚，比如神疲乏力、头晕目眩等。

而根据血虚所发生脏腑的不同，还会有一些有特征性的证候。比如肝血亏虚出现的两目干涩、视物昏花；女子月经后期经量减少；心血虚则会出现心悸失眠多梦、健忘等。当然，临床上最常见血虚的脏腑多为心、肝两脏。

（2）血运失常：它主要包括血瘀和出血。

1）血瘀

这要和后面提到的瘀血相鉴别。血液是循于常道的，但是出现循行迟缓、流行不畅，甚则血液停滞的病理状态，就是血瘀。而瘀血则是离经之血不能及时消散或排出，蓄积于体内，就变成了病理产物瘀血。

血瘀形成的原因，包括气虚无力运血、气滞、痰浊等，这些在前面的病因一章之中都讲述过，这里着重说一下血寒。

天气最冷的时候，人们常常会用"滴水成冰"来形容，换一种角度理解，就是温度太低，影响了水液的正常流动。同理，血脉受寒或者阳虚失于温煦，也会出现血流滞缓，乃至停止不行的病理状态。

那么，在临床表现上除了会有一般的寒性症状外，常见的血脉瘀阻会引起疼痛，伴随手足、皮肤青紫等表现。如果寒凝血瘀在不同的脏腑，也会出现不同的临床表现，比如寒凝肝脉，对于女性来讲就会出现少腹冷痛、痛经等。

血瘀的共同特点有哪些呢？只要是血瘀，无论在何处，都会出现疼痛，而且疼痛的性质都是痛有定处，甚至局部形成肿块，用手触摸感觉是硬的。另外，唇舌紫暗以及舌有瘀点瘀斑等也是血瘀的表现。

2）出血

出血是指血液逸出血脉的病理状态。在中医上，逸出血脉的血液，称之为离经之血。这些离经之血，不能及时消散或排出，就形成了瘀血。而瘀血作为一种病理产物，又会让人体出现很多不适。有一种更加紧急的情况，就是突然大量出血，会出现气随血脱，从而引起全身机能衰竭。

导致出血的原因也有很多，比如血热、气虚、外伤等。在这里着重说一下血热引起的出血。

按照日常生活经验，烧开的水会沸腾，甚至会溢出水壶。同理，热入血脉当中，也会出现血行加速、脉络扩张，或迫血妄行而致出血的病理状态。而形成血热的原因有很多，比如温邪，或外邪入里化热，或情志郁火，等等。

临床表现上呈现三个特点：第一，一般的热性症状；第二，血行加速、脉络扩张引起的面红目赤、肤色发红等，以及灼伤脉络，迫血妄行出现的各种出血表现，比如吐血、尿血等；第三，根据血热出现的位置不同会有不同的症状，比如血热导致心神不安或躁扰不安，这就是血热发生在心的表现。

（四）精、气、血关系失调

精、气、血在生理上是相关的，在病理上也是相互影响的。

生理上，精气互化，精血同源，气为血之帅，血为气之母。

正因为有这样的生理相关性，病理上才会相互影响。

1. 精与气血的失调

（1）精气两虚：生理上精气互化，所以其中一方亏虚，都有可能伤及另外一方，从而出现精气两虚的情况。当然，精、气同时出现亏虚的情况也存在。

（2）精血不足：生理上精、血同源，肝藏血，肾藏精。所以肝肾精、血不足是最为常见的。肝病及肾，或肾病及肝，或肝肾同病，都会导致精、血同时受累。

（3）气滞精瘀和血瘀精阻：气机失调、疏泄失司以及瘀血内阻都会出现精道瘀阻的表现，而且气滞精瘀和血瘀精阻互相影响，并且可同时出现。

2. 气与血关系的失调

（1）气滞血瘀：是指因气的运行郁滞不畅，导致血液运行障碍，出现血瘀的病理状态。生理上的依据就是气具有运血的作用。

所以情志内伤、抑郁不遂等，都是引起气滞血瘀的原因。而气机是否调畅，起着关键作用的当属肝的疏泄功能，因此气滞血瘀多与肝失疏泄密切相关。当然，肺主气，调节全身气机，并且具有辅助心脏运血的功能，如果邪阻肺气，日久可致心、肺气滞血瘀，出现诸如咳喘、心悸等表现。

值得注意的是，不是说所有的气滞血瘀都是先有气滞而后出现血瘀，气滞和血瘀是互为因果的，大多可同时并存，而且常常分不清哪个在前面发生，哪个在后面发生。所以不要太过拘泥。

（2）气虚血瘀：就像老牛拉车费力气，牛老了就体力不足，自然拉车就会没有力气。同理，气具有行血的作用，气虚则行血的力量减弱，就会出现血液运行迟缓，甚至瘀阻不行的病理状态。

（3）气不摄血：是指由于气虚不足，统摄血液的生理功能减弱，血不循经，逸出脉外，而导致各种出血的病理状态。

中医认为，脾具有统血的作用，所以气不摄血的病变，主要表现为：一方面中气不足，一方面出现咯血、吐血等出血症状，还有一方面，就是出现疲乏无力、脉虚等气虚的表现。

当然，也不能绝对地说只是和脾有关系，肺气、肝气、肾气等的亏虚也会出现气不摄血的表现。

（4）气随血脱：是指在大量出血时，气也随着血液的流失而急剧散脱，从而形成气血并脱的危重病理状态。

（5）气血两虚：顾名思义，就是气虚和血虚同时存在的病理状态。

跟上面的气随血脱相比，气血两虚是较为常见的。比如，久病同时耗伤气血或者因气虚，血化障碍而日渐衰少从而形成气血两虚。

气和血对人体来说各有分工：气主各种机能的推动调节，血主脏腑、形体官窍的滋润濡养。所以当气血两虚的时候，必然会出现不荣或不用的病证。比如面色苍白、疲乏无力、形体瘦怯等。

四、津液代谢失常

"代谢"这个词语越来越多地被人们应用，日常生活中，经常会听到有人说自己"代谢慢"，或者"代谢快"，或者"代谢失常"。

那么，津液代谢失常又是什么意思呢？它是指津液不断生成、输布和排泄的过程出现问题。而所谓津液代谢正常，则是维持体内津液生成、输布和排泄之间相对恒定的基本条件。

津液的正常代谢与脏腑的功能密切相关，尤其与肺、脾、肾三脏功能最为密切。这在前面的内容里都已经讲过，这里就不过多赘述。接下来，看一下津液代谢失常的几种表现。

（一）津液不足

津液不足是指津液在数量上的亏少，进而导致内则脏腑，外而孔窍、皮毛，失于濡润、滋养而产生一系列干燥枯涩的病理状态。

导致津液不足的原因，很容易被人们想到的，就是消耗太过和生成不足。耗伤太过，可以分为两种形式：一种是热邪伤津，就像夏天天气太热，地上的小水坑很快就会消失，或者是直接丢失了太多的津液，比如长时间的上吐下泻；另一种是慢性疾病耗伤津液。生成不足，则是指体虚久病，脏腑机能减退，出现津液的生成不足。

而关于病机和临床表现，因为津和液本身就具有一定的差别，所以相应的表现也会各有不同。

分而论之。伤津主要是丧失水分。所以它经常发生在吐、泻之后，这个时候就需要及时的补充水分，如果不及时补充，就会出现目陷、尿少、口舌干燥、皮肤干涩而失去弹性，甚至出现小便全无、啼哭无泪等症状，严重的还会出现面色苍白、四肢不温、脉微欲绝的危象。

液具有濡养作用，所以伤液的表现，主要就是在是否对机体能够产生濡养作用方面。比如，热病后期或久病耗液，就会见到形瘦骨立、大肉尽脱、肌肤毛发枯槁，或手足震颤、肌肉瞤动等症状。

不过，津和液虽然有区别，但也有一定的联系。具体表现为：

其一，伤津主要是丢失水分，伤津未必脱液，但脱液必兼津伤。其二，从病情轻重的角度论，脱液重于伤津，可以说"津伤乃液脱之渐，液脱乃津伤之甚"。但如果津伤突然发生，气随津泄，甚至气脱，也会出现危重证候。所以还是需要谨慎对待。

（二）津液输布排泄障碍

津液的输布障碍，是指津液得不到正常的转输和布散，导致津液在体内环流迟缓，或在体内某一局部发生滞留，进而导致水湿内生，酿痰成饮。

在前面的内容当中，讲述了人体的津液代谢与脾的运化、肺的宣发肃降、肾的气化、肝的疏泄、三焦的水道通利密切相关，所以任何一个环节出现问题，都会导致津液的输布出现问题。而在这几个脏腑中，最为重要的又当属脾，脾失健运，不但会使津液的输布障碍，而且会使水液不归正化，容易变生痰湿为患。

从津液的排泄途径这个角度来说，它们包括尿液、汗液、呼气、粪便。其中最主要的是尿液和汗液。那么，津液排泄障碍，就是指津液转化为汗液和尿液的功能减退，从而致使水液贮留体内，外溢于肌肤而为水肿。

津液转化为汗液要依赖肺气的宣发功能，转化为尿液则有赖于肾气的蒸化功能。虽然与肺、肾均相关，但肾气的气化作用失常为主导因素。

那么，无论是输布障碍还是排泄障碍，都会导致湿浊困阻、痰饮凝聚、水液停留等病理产物。输布和排泄障碍，常相互影响、互为因果。

那么，具体怎么产生的呢？

（1）湿浊困阻：多是由于脾气虚衰，运化功能减退，导致津液不能转输布散，聚为湿浊。因为湿浊的独特性质，易于阻遏中焦气机，所以临床上常见胸闷、腹胀、呕恶等症状。

（2）痰饮凝聚：多是因为脾、肺等脏腑机能失调，导致津液停而为饮，进而饮凝成痰。而痰则变化多端，因为它会随着气的升降，无处不到，所以临床的表现也会多种多样。比如悬饮、支饮等。

（3）水液贮留：是指水肿或腹水，多是由于肺、脾、肾、肝等脏腑机能失调，气不行津，导致津液代谢障碍，水液贮留在肌肤或体内形成的。

以上水、湿、痰、饮，均为津液停聚所生，以状态论，从稀薄到稠厚，依次为水、饮、痰，湿本身则是属于弥漫的状态。四者的关系是：各有特点但又无法决然分开，同时可以相互转化。

但是，津液代谢的病机其实还是具有一定复杂性的，比如肾气和膀胱之气的蒸化不行，尿液也可停于膀胱而难以排出；肺卫气机不利，腠理闭塞，玄府不同，汗不外泄，也会表现出少汗或无汗，这又属于津液排泄障碍的特殊病理变化。

（三）津液与气、血关系失调

首先，津液和气、血正常情况下的关系是怎样的呢？

津液的生成、输布和排泄，依赖于脏腑的气化和气的升降出入，而气的循行又要以津液为载体，从而达到通达上下内外遍布全身的作用。

津液与血液之间是相互化生的关系，津液充足是保证血脉充盈、运行通畅的条件，而血液的充沛和运行通畅，也是津液充盛和流行的条件。

所以，一旦津液和气、血三者之间关系失调，就会产生一系列的病理变化：

（1）水停气阻：是指津液代谢障碍，水湿痰饮停留导致气机阻滞的病理状态。临床表现则根据水湿痰饮停留的不同部位，呈现出不同的特点。比如水饮阻肺、宣降失职，可见胸满咳嗽，喘促不能平卧；水饮凌心，阻遏心气，可见心悸、心痛等。

（2）气随津脱：主要是指津液大量丢失，因为津液具有载气的作用，所以气失其依附，就会出现随津液外泄而暴脱亡失的病理状态。产生此种变化的原因，多是高热伤津，或大汗伤津，或严重吐泻耗伤津液等。

（3）津枯血燥：主要是指津液亏乏枯竭，导致血燥虚热内生或血燥生风的病理状态。因为津血同源于后天水谷精微，津液是血液的重要组成部分，如果因为高热或烧伤等原因引起津液损耗或阴虚痨热，津液暗耗，都会导致津枯血燥，见心烦、鼻咽干燥等症状。

（4）津亏血瘀：是指津液耗损导致血行瘀滞不畅的病理状态。从前面的内容可以知道，津液入脉，从而成为血液的重要组成部分。倘若因为高热、吐泻等因素，导致津液大量亏耗，血液就会在一定程度上流动性减低，循行滞涩不畅，从而发生血瘀的病变。所以在临床上除了原有的津液不足的表现之外，还会出现瘀点、瘀斑等。

（5）血瘀水停：是指因血脉瘀阻导致津液输布障碍而水液停聚的病理状态。形成这种表现的深层原因有二：其一，血中有津，脉外津液可从孙络渗入血中，血瘀发生，自然血中的津液也会出现环流不利的情况；其二，血能载气，血瘀则气滞，而气又有运津的作用，所以血瘀就会津停为水。临床表现包括瘀血和水停的各种表现。

五、内生"五邪"

内生"五邪"，是指在疾病过程中，由于脏腑、经络及精、气、血、津液的功能失常而产生的化风、化寒、化湿、化燥、化火等病理变化。

读者可能对"风、寒、湿、燥、火"比较熟悉，因为在前面讲六淫的时候，就提到过这些内容，但是内生"五邪"与外感六淫具有一定的区别。例如，从产生原因来讲，内生"五邪"，如上文所述，是由于脏腑、经络及精、气、血、津液的功能失常而产生，属于内伤病的病机；外感六淫，则是来自于自然界的气候变化失常而产生的，属于外感病的病因。

所以从所得疾病的性质上看，内生"五邪"多为里证、虚证或虚实夹杂证；外感六淫则多为表证、实证。

所谓"五邪"具体为：

（一）风气内动

风气内动，是由于体内阳气亢逆变动所致。

（1）肝阳化风：原因上，情志内伤会导致肝气郁结，郁而化火，进而出现亢逆。或者暴怒伤肝，或耗伤肝肾之阴，也会导致肝阳亢于上。阳盛则为风。临床表现除了肝阳上亢之外，还会出现肢麻震颤、眩晕欲扑，甚至口眼㖞斜等症状。

（2）热极生风：多见于热性病的极期。会出现除了热象之外的痉厥、抽搐、鼻翼翕动等症状。

（3）阴虚生风：阴虚生风的实质，也是阳气的相对亢盛导致的阳盛为风。但在临床上风的表现会有不同：阴虚生风的风象表现多为手足蠕动、筋挛肉瞤等。这是与肝阳化风的临床表现的区别。

（4）血虚生风：临床表现为血虚，同时见肢体麻木不仁、筋肉跳动，甚至手足拘挛不伸等。另外还有血燥生风，那么，临床表现就会变成皮肤干燥或肌肤甲错，并且皮肤瘙痒等症状。

（二）寒从中生

寒从中生，就是中医所说的"内寒"，是指机体阳气虚衰，温煦气化功能减退，虚寒内生，或阴寒之气弥漫的病理状态。

导致机体阳气虚衰的原因，包括先天禀赋不足，或久病伤阳，或外感寒邪，或过食生冷等损伤了阳气，都会导致阳气虚衰。阳气具有温煦、制阴祛寒的作用，阳虚则上述功能减弱，所以就会出现阴寒内盛的表现。

从脏腑的角度而言，内寒的病机主要与脾肾阳虚有关系。肾阳被称为人体阳气之根，能温煦全身脏腑形体；而脾为后天之本，是气血生化之源，脾阳能达于肌肉四肢。而脾、肾相比较，肾阳的虚衰又更为关键，所以才会有《素问·至真要大论》所说的"诸寒收引，皆属于肾"。

除了会产生内寒的表现以外，机体阳气虚衰还会导致病理产物的产生。因为阳气具有蒸化水液的功能，如果阳气虚衰，就会出现蒸化水液的功能减退或失司，使得水液代谢出现障碍，从而产生水湿、痰饮等病理产物。另外，阳气虚衰，不能温煦血脉，会反生内寒以收饮血脉，血脉收缩则血流循行不畅，甚者会出现血液停积，形成瘀血。临床表现上就包括了痛处固定、遇寒加重等症状。

那么，内寒和外寒之间又是什么关系呢？一方面，寒邪侵犯人体，必然会损伤机体阳气，导致阳气虚弱，换句话说，就会导致内寒的产生；另一方面，阳气素虚，则抗御外邪的能力低下，在这种情况下，机体自然容易感受寒邪而致病。这和平素体质虚弱的人，流感季节发病率就会更高的原理是一样的。

（三）湿浊内生

一提到"湿"，第一反应就是脾，因为中医上脾具有运化水湿的作用。那么依据此，就可以知道湿浊内生的定义，是指由于脾气的运化水液功能障碍而引起湿浊蓄积停滞的病理状态，也就是"内湿"。而因为上文所述"内生之湿多因脾虚"，所以又称之为"脾虚生湿"。

那么，内湿产生的原因就很好理解了——只要影响到脾的相关生理功能，就会产生内湿。比如过食肥甘厚腻、恣食生冷、喜静少动、素体肥胖、情志抑郁等，会导致气机不利，进而津液输布产生障碍而生湿。

当然，从脏腑的角度来说，不能单纯地把内湿归结为仅仅和脾有关系。因为脾的运化有赖于肾阳的温煦气化，所以肾阳虚衰时，也会影响脾的运化功能从而导致湿浊内生。反过来，湿邪过胜则可损伤阳气，那么直接相关的就是脾肾之阳，最后就形成了阳虚湿盛证。

水液代谢失常的产物有痰、饮、水、湿，如果从湿的角度梳理与其他三者的关系，则分别为湿浊聚而为痰，留而为饮，积而成水。

而正因为有着这种转化关系，最终会变生多种疾患。

从临床上看，湿邪的特性是重浊黏滞，多阻遏气机，临床表现当然就会有此种特性，但根据湿邪所处位置的不同，也会有不同的症状。比如湿邪留滞经脉之间，则见头闷重如裹，肢体困重；湿犯上焦，则胸闷咳嗽；湿阻中焦，则脘腹胀满、食欲不振等。

那么，内湿和外湿之间又有什么关系呢？二者的区别很容易鉴别，但其实二者也常相互影响。因为湿邪外袭，也容易伤脾，导致脾失健运，滋生内湿。而反过来，脾失健运，素体湿邪内盛，也会更容易外感湿邪而发病。

（四）津伤化燥

津伤化燥，又称"内燥"，最常见的，例如皮肤干燥、眼干涩、大便秘结等表现。不过，这里面所说的燥，包括但不限于以上这些表现。那么，具体什么叫"内燥"呢？就是指机体津液不足，各组织器官和孔窍失其濡润，从而出现干燥枯涩的病理状态。

所以久病伤津耗液、大汗、大吐、大泻、亡血失精等，都会导致"内燥"的产生。而《素问·阴阳应象大论》说"燥胜则干"，是就"内燥"的干燥不润等临床表现来说的。

从脏腑的角度来看，"内燥"可以发生于各个脏腑组织，其中以肺、大肠、胃多见。临床上会有干燥的症状，也有一部分会有虚热证的表现。

（五）火热内生

当出现上火症状的时候，往往都是一些相对亢盛的表现，比如肝郁化火会出现性情烦躁易怒；阳明火旺会出现大便秘结等。这正是火热内生的一个特点。

火热内生，即"内火"或"内热"，是指由于阳盛有余，或阴虚阳亢，或气血郁滞，或病邪郁结，而产生的火热内扰、机能亢奋的状态。从定义上就可以看出来，火热内生也是有虚实之分的。

从发生的脏腑来看，主要有心火、肝火、胃火等。因此，临床上还是要根据具体表现来辨别：

1. 阳气过盛化火

提到阳气过盛化火，就免不了想到中医上的两个名词，一个为"少火"，一个为"壮火"。首先总体来说，"少火"是正常状态下，"壮火"描述的是病理状态。具体来说，人体阳气在正常的情况下，有温煦脏腑、经络等作用，这就是"少火"。但是如果阳气过盛，机能亢奋，必然使物质的消耗增加，而所消耗的无外乎津液等，因此会导致伤阴耗津，这种病理状态就叫作"壮火"。而中医认为气和火的关系是"气有余便是火"，因此才会说阳气过盛化火。

2. 邪郁化火

病邪导致人体之气郁滞，就会出现气郁生热化火。也就是这里所说的邪郁化火。

3. 五志过极化火

在生活中可以观察到一些现象，遇到一件特别生气或者着急的事情，处理事情的过程中或者处理完了放松下来的时候，有的人会口腔溃疡、心烦易怒等，这些就是这里所说的五志过极化火中的一些现象。那么，什么是五志过极化火呢？多是指由于情志刺激，影响了脏腑精气阴阳的协调平衡，从而造成气机郁结或亢逆。

4.阴虚火旺

这个从虚实上来说，属于"虚火"。多是由于津液亏虚，阴气大伤，阴虚不能制阳，阳气相对亢盛，从而阳亢化热化火，虚热虚火内生。

从临床表现上来说，阴虚内热多见全身性的虚热证象，比如五心烦热、面部烘热、消瘦等。

第二节　疾病传变

世界上永远不变的就是变化，对于疾病来说也是如此，不断发生、发展到结局，过程中由于致病因素、患者体质、外在环境以及干预措施等因素的不同，会有一定的特异性。接下来，从几个方面看一下疾病的传变。

一、疾病传变的形式

疾病的传变，不外乎两种形式：一种是病位的传变，一种是病性的变化。

（一）病位传变

病位，顾名思义，就是疾病所在的部位。因为人本身就是一个有机整体，机体的各部分都有着各种各样的联系，所以在某一部位的病变，可以向其他部位波及扩展，从而引起该部位发生病变。

常见的病位传变，包括表里之间与内脏之间的传变。而同时，外感病和内伤病的传变又各有不同。外感病的基本传变形式是表里之间的传变。内伤病起于脏腑，发展变化过程是由有病脏腑波及影响其他脏器，也就是说，内伤病的基本传变形式是内脏间的传变。无论是外感病，还是内伤病的传变，都用了一个词叫基本传变，原因就是这种情况也是相对的，外感病由表入里后，也可引起内脏之间的病变，内伤病也多有脏腑与经络，内脏与形体之间的表里深浅的传变。

知道了疾病传变的规律，能让人把握病势发展方向，从而抓住时机进行治疗。一方面可以防止疾病的发展，另一方面，可以实施早期治疗，尽可能在疾病的初期阶段治愈。

1. 表里出入

表与里是一个相对的概念，因此所指的病变部位并不是固定的。这在前面的内容中讲到过，在这里就不过多赘述了。

那么，表里出入又是什么意思呢？由于疾病表里的传变，意味着病邪的表里出入变化，所以疾病的表里传变，亦称之为邪之表里出入。

（1）表病入里：也就是表邪入里的意思。表邪肯定是外邪侵袭，因此表病入里就是指外邪侵袭人体，首先停留于机体的肌肤卫表层次，而后内传入里，病及脏腑得病理传变过程。

此种情况，常见于外感病的初期或中期，是疾病向纵深发展的反应。

那么，导致表病入里的原因是什么？既然导致疾病发生的根本原因是正邪相争，那么，如果机体正气受损，抗病能力减弱，病邪必定会趁势向里发展；反过来，虽然机体正气未受损，但邪气过盛，也会导致正气抵御之力不足，进而导致疾病向里传变。还有一种情况，邪气本身在表，但是在一开始未能予以足够的重视，或者治疗出现偏移，也会在某种程度上导致疾病向里传变。

那么，怎么来判断疾病的传变呢？一般病邪由表入里的传变，多是按规律而一次相传，当然也会有特殊情况，那唯一准确判断疾病传变的方法，就是通过观察分析临床上的症候变化，来判定病邪入里的相对浅深层次，而不是单纯的局限于时间和顺序。

上面所描述的是一般的由表入里的传变形式。还有一些特殊形式，比如，邪气来犯之时，由于邪气本身过于强大或者内部有邪气呼应，导致中医所说的"内外合邪"，无论哪种情况，正气都会显示出比较弱势的一面，所以只能任由邪气一路前进、径直入里，这就是所说的"直中"。

那么表邪入里的因素有哪些呢？一方面，取决于正邪之间的消长盛衰，这也是主要的因素；另一方面，是治疗与护理是否恰当。

（2）里病出表：是指病邪原本位于脏腑等在里的层次，之后由于正邪斗争，病邪由里透达于外的病理传变过程。

人体正气的抗病和祛邪能力，是在里的病邪能够出表的主要决定因素，这就是人体正气与邪气的交战，正气足够强大，则能驱邪外出，疾病自然由里出表；但反过来，如果正气不足，则病邪就会越来越深入，"得寸进尺"，很难有外达的可能。

而这里面所说的里病出表，多反映邪有出路，病势也有好转或向愈之机，病机发展为顺。反过来，病邪内陷，正气日益衰退，病势日益恶化，则病机发展为逆。当然在判断病出表里层次的判断上，还是应该根据临床表现而定。

前面说过，表里是相对的，而且呈现多层次。所以在表里出入的传变中，会有介于表里之间的阶段，也就是半表半里。比如少阳病机。那么，因为其属于半表半里，所以在发展趋势方面的特点，就是既可以达表又可以入里。

2.外感病的传变

一般来说，外感病发于表，发展变化的过程自然也是由表入里、由浅入深，所以外感病在传变方面基本都是表里传变，但是入里后，也会有发生脏腑间传变的可能。常见的外感病的传变方式，主要有六经传变、卫气营血和三焦传变。

（1）六经传变：六经指的是三阴和三阳，三阴包括太阴、少阴、厥阴，三阳包括太阳、阳明、少阳。因为分手足三阴和手足三阳，所以一共是十二条经脉。六经传变，就是疾病的病位在六经之间的相对转移。中医四大经典之一的《伤寒杂病论》，就是创立"六经传变"理论的著作。

那么，从六经传变的顺序来讲，基本形式是由阳入阴，即太阳→阳明→少阳→太阴→少阴→厥阴。这个顺序说明了阳气由盛而衰，疾病由轻到重的发展过程。

另外一种传变方式，就是正气不支，邪气亢盛，是可以不按顺序传变的，而变成了不经阳经而直接侵犯阴经，称为直中三阴，其中以直中少阴为多。

因为经脉与脏腑有络属关系，所以六经传变实际上与相应的脏腑机能失常有关。

（2）三焦传变：是指病变部位循上、中、下三焦而发生传移变化。

这里所说的三焦，是人体上、中、下部位的划分，也是诸气和水液上下运行的通路，因而也可以作为病位转移的途径。

跟六经传变不同的是，三焦传变是对温热病而言的，即对温热病三个不同发展阶段的病变规律和本质的阐释，是由部位三焦的概念延伸而来的。

传变方式主要有两种，即顺传和逆传。

顺传，即上焦→中焦→下焦，这是疾病由浅入深，由轻到重的一般发展过程。

那么，逆传又是指什么呢？并不是简单理解为把上中下三焦的顺序调换过来，而是病邪从肺卫直接传入心包。这也提示，病情发展恶化，超越了一般的传变规律。

与其他疾病传变方式的共同点，就在于怎么传变，都是主要取决于正邪双方力量的对比和病邪的性质。所以如果疾病好转向愈，则可由下焦向上焦传变。

（3）卫气营血传变：是指温热病过程中，病变部位在卫、气、营、血四个阶段的传移变化。

从疾病阶段来说，卫气营血分别是温病的初期阶段、中期、严重阶段、晚期；

从病变部位来说，卫气营血分别是肺卫、胃肠脾及肺胆、心包及心、肝肾心。

它的传变方式也分为很多种，其中最常见的有两种。一种是顺传，即从卫分→气分→营分→血分。这也是疾病由浅入深，病势由轻到重的发展过程。

另一种也叫逆传，是指邪气入卫分后，直接深入营分或血分，也就是没有经过气分阶段。这种传变方式，反映了传变过程渐进与暴发的不同。

除了以上两种之外，还有初起不见卫分阶段，而直接进入气分、营分者；也有卫分证还未痊愈，又兼见气分证而致的"卫气同病"者；或气分证尚存，同时出现营分、血分证而成"气营两燔""气血两燔"者；或者邪热充斥表里，遍及内外，出现卫气营血同时受累的局面。

另外，如果病变由营血传出气卫，病情则会由重变轻、由深出浅，病势则趋于好转或向愈。

而疠气为病，病邪的性质和种类对传变的影响更大，也就是说不同的疠气，可能有其各自特殊的传变规律。

3. 内伤病传变

内伤病，是指内脏遭到某些病因损伤所导致的一类疾病。

从病变部位来说，是在脏腑。

从生理上来说，人体是以脏腑为核心的有机整体，脏腑之间密切相关，位置相邻。

正因如此，病理上则可通过经络、精、气、血、津液等的相互影响，以及前面所说的：位置相邻，在脏腑之间发生传变。

所以由此可知，内伤病的基本传变形式就是脏腑传变，另外还可以发生脏腑与形体官窍之间的传变。

（1）脏与脏传变：顾名思义，就是指病位传变发生于五脏之间，这也是内伤最主要的病位传变形式。

传变的基础就是脏与脏之间，在生理功能上密切相关又相互协调平衡，在精、气、血、津液的生化、贮藏、运行、输布等方面，存在相互依存、相互为用又相互制约的关系。

所以脏与脏之间会发生传变。这就是为什么在临床上表现为肝气郁结，如果不及时调节治疗，久而久之就会影响到消化吸收，也就是影响到了脾。这就是脏与脏之间传变的例子。

（2）腑与腑传变：是指病位传变发生于脏与腑之间，或脏病及腑，或腑病及脏。

从传变方式角度看，多数是按脏腑之间表里关系而传。比如脾失健运，会影响胃的受纳与和降；食滞于胃，则会进而导致脾失健运等。

而脏腑之间的传变也有不按表里关系而传的，比如肝气横逆犯胃，但肝与胃实际上并不存在表里关系。

（3）腑与腑传变：是指病变部位在六腑之间发生传移变化。

从生理上讲，六腑都参与饮食物的受纳、消化、传导和排泄，以及水液的输送与排泄。同时维持着虚实更替。

这是腑与腑之间发生传变的基础。

（4）形脏内外传变：包括病邪通过形体而内传相关之脏腑，及脏腑病变影响形体。

这里说的病邪通过形体内传，其中最重要的原因，就是外感病邪侵袭肌表形体。这在前文已经讲过，这里就不再赘述。

另外，形体组织的病变，久则可按五脏所合关系，从病变阻滞传入本脏，而发展为内伤病症。

（二）病性转化

疾病过程中，不但有前面说到的病位的传移，也有病症性质的转化，主要就包括寒热的转化和虚实的转化。

1. 寒热转化

寒热转化是指疾病过程中，病机性质由寒转化为热，或由热转化为寒的病理变化。

寒热是机体阴阳失调所导致的两种性质相反的病机。邪气亢盛引起阴阳偏盛，或者机体阴虚、阳虚，都会导致机体出现寒或热的表现。从这里不难看出，寒热的转化，实际是由阴阳的消长和转化导致的，当然也必然会涉及虚实的转化，因此临床上经常会看到寒热虚实错综复杂的病机转化。

（1）由寒化热：顾名思义，就是病证的性质本来属寒，继而又转变成热性的病理过程。

寒证有实寒证和虚寒证，热证有实热证和虚热证。

而实寒证转化为实热证，则以寒邪化热入里最为常见，比如太阳表寒证，如果失治误治，就会入里化热，进而出现阳明里热证。

实寒证之所以会转化为虚热证，是因为寒邪一般是伤阳的，难以直接伤阴，所以直接转化的比较少，但会有间接转化，比如实寒证化热，日久亦可伤阴，而转化为虚热证。

虚寒证转化为实热证也会出现，比如重复感邪、邪郁化热，或过用辛热药物等因素所致。

而虚寒证转化为虚热证，在中医上有一个观点叫作"阳损及阴"，因为阴阳互为根本、相互为用，所以阳损伤到一定程度，必然会累及阴。

（2）由热转寒：是指病症的性质本来属热，继而转变成为寒性的病理过程。

临床常见的有三种形式：

一是实热证转化为虚寒证。比如外感高热，会出现大汗不止的症状，成为中医所说的"阳加于阴谓之汗"。随着汗液的流失，必然会导致阳从汗脱，进而出现阳虚不能温煦导致的虚寒证。

二是实热证转化为实寒证。比如风湿热邪导致的热痹，如果素体阳虚，或者经过治疗用药，可出现热去而从寒化为风寒湿邪痹阻的寒痹证。

三是虚热证转化为虚寒证。阴虚生内热，根据阴阳互为根本的理论，阴虚过度则易出现损伤阳气，进而出现虚寒证。

那么，虚热证转化为实寒证则比较少见，当然，这种情况也是有的。举个例子，如果虚热证转化为虚寒证，因阴邪内聚，或感受寒邪，也可以发展为实寒证。

从上面两部分不难看出，寒热的转化伴随着阴阳的消长和转化，以及邪正盛衰的变化。因为多寡主次的区别，也会表现为多种转化形式。因此，转化的机理自然也是多种多样的。但这里要提到一个概念，就是"从化"，它在转化的过程中有重要的作用。

"从化"又叫"类化"，是指病邪侵入机体，能随人之体质差异、邪气侵犯部位，以及时间变化等各种条件变化，而发生性质的改变，形成和原来病邪性质不同而与机体的素质一致的病理反应。这就类似于在集体中，如果整个集体的风气是正的，那么身在其中的个体，也多数会变得积极向上；但如果整个集体的环境就是偷懒、算计等，那么个体也会被这些不良风气所影响。

综上所述，寒热病性转化的一般规律可概括为：阳盛阴虚体质，易热化、燥化；阴盛阳虚体质，则易寒化、湿化。

从受邪的经络、脏腑的角度来说，脏腑、经络属阳的，则多从阳而化热、化燥；脏腑、经络属阴的，则多从阴化寒、化湿。

那么，如果治疗错误，误伤阳，则从寒化；误伤阴，则从热化。

从病性转化的速度上来说，有突然发生的，也有逐渐发生的。一般外感病病性转化较为迅速，内伤杂病则一般较为缓慢。

2.虚实转化

从前文对于虚实的定义可知，正气夺则虚，邪气盛则实，虚实的转化决定于邪正的盛衰。

在疾病变化过程中，正邪双方处于不断斗争和消长之中，当正邪双方力量对比发生变化，并达到一定程度，就会足以让主要与次要矛盾互相变换位置，则疾病的虚实性质也会发生转变。

（1）由实转虚：是指疾病或病证本来是以邪气盛为主要矛盾的实性病变，继而转化为以正气虚损为主要矛盾的虚性病变的过程。

邪气侵袭人体，人体的正气必然会奋起抵抗，当机体邪气过盛，正气不足以抵挡邪气时，就会出现正气耗损。疾病性质也就发生了由实转虚的转化。

此外，如果因为失治、误治等原因，导致病程迁延，虽然邪气渐去，然而在长期的焦灼中，正气也必然会受到损伤，进而形成虚证。这也是疾病由实转虚的另一类原因。

比如，因为情志不畅，日久便会郁而化火，从而导致肝火上炎，机体出现眩晕等症状，如果一直不治疗、不调节情志，则会出现火盛伤阴，进而发展为肝肾阴虚的病变。

（2）因虚致实：指病证本来是以正气亏损为矛盾主要方面的虚性病变，转化为邪气盛较突出的病变过程。

阴虚致实的机制，大多数是因为脏腑机能减退，气化不行，以致机体全身气、血、津液等代谢障碍。比如，机体如果脾气虚，那么，脾运化水湿的功能就会减弱，进而会出现水湿内停，这就是因虚致实的一个典型例子。

另外，正虚病症，再次感染外邪，邪盛则实。比如，肺肾两虚的哮证，肺的卫外功能减弱，风寒之邪则容易侵袭机体，进而出现寒邪束表、痰涎壅肺的实证。

从上面的论述可以知道，无论外感还是内伤病症，虚实的转化也有渐变和突变的形式，而以渐变为多。当然，相对而言，外感病的虚实转化会比较快。

虚实转化又具有一定的特点，一方面，虚实错杂证在虚实转化的过程中更多见；另一方面，由实转虚，因虚致实，二者互为转化，因果往复，如此循环下去，正气会日渐衰弱，邪气则日益旺盛，进而形成恶性循环，这也是很多慢性病证迁延发展，乃至最后发展为危重证候甚至导致死亡的原因。

二、影响疾病传变的因素

邪正斗争及其盛衰变化，在决定并影响疾病传变的各种因素中，起着决定性作用。邪正斗争，一方面决定了疾病是否传变，另一方面决定着传变的方向和速度，并且有一定的规律可循。比如，如果正盛邪衰，则会传变缓慢，甚至不发生传变，机体内的邪气就已经被清除，就结果来说，自然也更易趋于痊愈；相反，如果邪盛正衰，则疾病就会传变迅速，病情趋于恶化。再如，在生活中会见到一种现象，体质壮实的人在感冒时，发热等表现会更为明显，这是因为正邪互不让步，激烈对抗导致，正因为如此，病情的恶化趋势会也较小。但如果正气本身不足，邪气也刚好虚衰，正邪就处在僵持不下的状态，因此疾病传变也相对缓慢，病程也会变得迁延。

那么，影响正邪两方面的因素又包括哪些呢？

（一）体质因素

体质因素很好理解，一方面，体质在很大程度上影响正气的强弱，而正气是疾病是否发生，以及疾病传变快慢的主要因素，因此自然体质不同，结果就会不同。比如体弱之人，往往容易受到外邪的侵袭，而一旦感染，发生传变的概率也会更高。

另一方面，在前文提到了"从化"的概念，那么，体质因素在邪正斗争过程中，对病邪的"从化"具有重要的决定作用。具体在前文已经讲过，在这里就不过多论述了。

（二）病邪因素

病邪是影响疾病传变的重要因素。在疾病传变的快慢，以及病位、病性的传变方面，都受到邪气的影响。

一方面，传变的快慢与邪气的性质直接相关：前文在说寒热转化、虚实转化的时候，就已经提到，外感病在这两方面的传变都是较为迅速的，这就是病邪影响疾病传变速度的一个典型例子。那么，如果是传染性疾病，中医上称之为"疠气"，则传变会更为迅速。

另一方面，各种不同的病邪，因为侵犯人体的途径不同，病位传变的路径也就会有较大的差异。比如前文说过的六经传变、卫气营血传变等概念，其中伤寒就多为六经传变，而卫气营血传变则多见于温病的传变。

另外，虽然病邪从化主要由体质因素决定，但病性的变化与病邪的属性也有一定联系。比如燥为阳邪，那就容易从热而化。

（三）地域因素和气候因素

有一句古话叫"一方水土养一方人"，不同地域的人，因为地理环境和时令气候的密切关系，形成了不同的人群的体质特征和疾病谱，同时也会影响疾病的传变。比如，在气候潮湿的地方，机体感染邪气之后，就容易化湿，又湿为阴邪，易伤阳气，疾病也就会容易出现这样的变化；再如，夏季暑邪当令，而暑易夹湿，伤津耗气，所以就会发生疾病由实转虚的情况。

（四）生活因素

生活因素包含情志、饮食、劳逸等，其实主要是对人体正气的影响。比如，如果一个人连续熬夜几天，过劳工作，这时候如果有流行性感冒，他就会更容易感染从而发病；再如在疾病过程中，如果患者遵医嘱服药，调畅情志，保证充足的睡眠，则容易让疾病好转最后痊愈。总之，良好的心情、合理的饮食、劳逸适度，会使疾病趋向好转康复。相反，则会对疾病的好转康复产生障碍。

那么，它们具体是怎么影响机体的呢？情志因素对七情内伤所致疾病的影响是最大的，同时也可以通过影响气机，进而影响机体的气血阴阳，而对疾病传变发生作用；而饮食是从口入，经过脾、胃、小肠等脏腑消化吸收，所以脾、胃、胆、大小肠的关系更加密切；过劳则会耗伤人体内的正气，而过逸则会使机体气虚运行不畅、气化衰弱，二者都会影响疾病的传变。

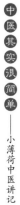
　　另外，正确的护理、治疗，对于疾病的愈后也具有很重要的作用。所以提倡不要"讳疾忌医"，正确的时间和正确的治疗方法，都会收到事半功倍的效果。